班组安全行丛书

职业卫生知识

徐敏 郭金伙 主编

中国劳动社会保障出版社

图书在版编目(CIP)数据

职业卫生知识/徐敏，郭金伙主编. —北京：中国劳动社会保障出版社，2008

班组安全行丛书

ISBN 978-7-5045-7137-3

Ⅰ.职… Ⅱ.①徐…②郭… Ⅲ.劳动卫生 Ⅳ.R13

中国版本图书馆 CIP 数据核字(2008)第 070760 号

中国劳动社会保障出版社出版发行

(北京市惠新东街 1 号 邮政编码：100029)

出 版 人：张梦欣

*

北京谊兴印刷有限公司印刷装订 新华书店经销

880 毫米×1230 毫米 32 开本 5.375 印张 122 千字

2008 年 5 月第 1 版 2017 年 5 月第 7 次印刷

定价：15.00 元

读者服务部电话：(010) 64929211/64921644/84626437

营销部电话：(010) 64961894

出版社网址：http://www.class.com.cn

内容简介

本书为“班组安全行丛书”之一，为基础知识分册。本书主要内容包括：①绪论；②主要生产行业的职业危害；③生产性粉尘及尘肺；④毒物与职业中毒；⑤物理因素职业病及其防护；⑥职业性肿瘤及其预防；⑦职业性传染病及其防治；⑧劳动防护用品的使用；⑨工伤事故及处理共计 9 章。

本书以通俗易懂的语言、图文并茂的形式，介绍了班组及其成员必须了解和掌握的基础职业卫生知识，可作为班组安全生产教育培训教材，也可供从事安全生产工作的有关人员参考、使用。

参加本书编写的人员有：佟瑞鹏、樊晓华、焦宇、孙超、段淼、严琳、韩雪萍、任彦彬、秦伟。

目录

第1章 绪论

1. 什么是职业卫生?

答：职业卫生是研究人类从事各种职业劳动过程中的卫生与健康问题，其中包括劳动环境对劳动者健康的影响及防止职业性危害的对策。只有创造合理的劳动工作条件，才能使所有从事劳动的人员在机体、精神、社会适应等方面都保持健康。只有有效控制职业性有害因素，预防职业病和与职业有关的疾病，才能降低病伤缺勤，提高劳动生产率。因此，职业卫生实际上是指对各种工作中的职业性有害因素所致损害或疾病的预防。

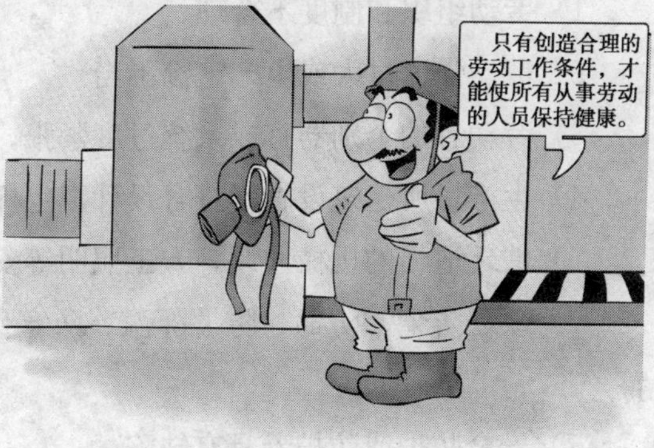

2. 什么是职业性有害因素？职业性有害因素的种类及其来源有哪些?

答：职业性有害因素是指对劳动者健康和劳动能力产生有害作用的职业因素，这些职业因素一般都存在于生产过程、劳动过程和生产环境中。职业性有害因素按其性质可以分为以下几种：

（1）物理性有害因素

1）异常气候条件，包括高温、高湿、低温、高气压、低气压等。

2）电磁辐射，如红外线、紫外线、激光、微波、高频电磁场等。

3）电离辐射，如X射线、γ射线等。

4）噪声和振动。

（2）化学性有害因素

1）毒物，如铅、汞、苯、一氧化碳等。

2）生产性粉尘，如硅尘（旧称矽尘）、石棉尘、煤尘等。

（3）生物性有害因素

如皮毛上的炭疽杆菌及森林脑炎病毒、布氏杆菌等。

（4）其他有害因素

1）劳动组织和制度不合理。

2）劳动强度过大或生产定额不当。

3）劳动者的个别器官或系统过度紧张。

4）生产场所建筑设施不符合设计卫生标准要求。

5）缺乏适当的机械通风、人工照明等安全技术措施。

6）缺乏防尘、防毒、防暑降温、防寒保暖等设施，或设施不完善。

7）安全防护或防护器具有缺陷。

3. 什么是职业病?

答：当职业性有害因素作用于人体的强度与时间超过一定的限度时，人体不能抵抗其所造成的功能性或器质性病理的改变，从而出现相应的临床症状，影响劳动能力，这类疾病通称为职业病。一般被认定为职业病，应具备下列3个条件：①该疾病应与工作场所的职业性有害因素密切有关；②所接触的有害因素的剂量（浓度或强度）无论过去或现在，都足可导致疾病的发生；③必须区别职业性与非职业性病因所起的作用，而前者的可能性必须大于后者。

◎**提示**

医学上所称的职业病是泛指职业性危害因素所引起的特定疾病；而在立法的意义上，职业病却具有一定的范围，即凡由国家政府主管部门明文规定的职业病，统称为法定职业病。

发生职业病应具备的3个条件：①有害因素的性质；②有害物质能在体内蓄积；③人的健康状况。

4. 我国的法定职业病有哪些？

根据2002年5月1日起施行的《职业病防治法》有关规定，卫生部、原劳动和社会保障部下发了关于印发《职业病目录》的通知。该目录中规定的纳入职业病范围的职业病分为10大类共计115种。

（1）尘肺

①矽肺；②煤工尘肺；③石墨尘肺；④炭黑尘肺；⑤石棉肺；⑥滑石尘肺；⑦水泥尘肺；⑧云母尘肺；⑨陶工尘肺；⑩铝尘肺；⑪电焊工尘肺；⑫铸工尘肺；⑬根据《尘肺病诊断标准》和《尘肺病病理诊断标准》可以诊断的其他尘肺。

（2）职业性放射性疾病

①外照射急性放射病；②外照射亚急性放射病；③外照射慢性放射病；④内照射放射病；⑤放射性皮肤疾病；⑥放射性肿瘤；⑦放射性骨损伤；⑧放射性甲状腺疾病；⑨放射性性腺疾病；⑩放射复合伤；⑪根据《职业性放射性疾病诊断标准（总则）》可以诊断的其他

放射性损伤。

（3）职业中毒

①铅及其化合物中毒（不包括四乙基铅）；②汞及其化合物中毒；③锰及其化合物中毒；④镉及其化合物中毒；⑤铍病；⑥铊及其化合物中毒；⑦钡及其化合物中毒；⑧钒及其化合物中毒；⑨磷及其化合物中毒；⑩砷及其化合物中毒；⑪铀中毒；⑫砷化氢中毒；⑬氯气中毒；⑭二氧化硫中毒；⑮光气中毒；⑯氨中毒；⑰偏二甲基肼中毒；⑱氮氧化合物中毒；⑲一氧化碳中毒；⑳二硫化碳中毒；㉑硫化氢中毒；㉒磷化氢、磷化锌、磷化铝中毒；㉓工业性氟病；㉔氰及腈类化合物中毒；㉕四乙基铅中毒；㉖有机锡中毒；㉗羰基镍中毒；㉘苯中毒；㉙甲苯中毒；㉚二甲苯中毒；㉛正己烷中毒；㉜汽油中毒；㉝一甲胺中毒；㉞有机氟聚合物单体及其热裂解物中毒；㉟二氯乙烷中毒；㊱四氯化碳中毒；㊲氯乙烯中毒；㊳三氯乙烯中毒；㊴氯丙烯中毒；㊵氯丁二烯中毒；㊶苯的氨基及硝基化合物（不包含三硝基甲苯）中毒；㊷三硝基甲苯中毒；㊸甲醇中毒；㊹酚中毒；㊺五氯酚（钠）中毒；㊻甲醛中毒；㊼硫酸二甲酯中毒；㊽丙烯酰胺中毒；㊾二甲基甲酰胺中毒；㊿有机磷农药中毒；(51)氨基甲酸酯类农药中毒；(52)杀虫脒中毒；(53)溴甲烷中毒；(54)拟除虫菊酯类农药中毒；(55)根据《职业性中毒性肝病诊断标准》可以诊断的职业性中毒性肝病；(56)根据《职业性急性化学物中毒诊断标准（总则）》可以诊断的其他职业性急性中毒。

（4）物理因素所致职业病

①中暑；②减压病；③高原病；④航空病；⑤手臂振动病。

（5）生物因素所致职业病

①炭疽；②森林脑炎；③布氏杆菌病。

(6) 职业性皮肤病

①接触性皮炎；②光敏性皮炎；③电光性皮炎；④黑变病；⑤痤疮；⑥溃疡；⑦化学性皮肤灼伤；⑧根据《职业性皮肤病诊断标准(总则)》可以诊断的其他职业性皮肤病。

(7) 职业性眼病

①化学性眼部灼伤；②电光性眼炎；③职业性白内障（含放射性白内障、三硝基甲苯白内障）。

(8) 职业性耳鼻喉口腔疾病

①噪声聋；②铬鼻病；③牙酸蚀病。

(9) 职业性肿瘤

①石棉所致肺癌、间皮瘤；②联苯胺所致膀胱癌；③苯所致白血病；④氯甲醚所致肺癌；⑤砷所致肺癌、皮肤癌；⑥氯乙烯所致肝血管瘤；⑦焦炉工人肺癌；⑧铬酸盐制造业工人肺癌。

(10) 其他职业病

①金属烟热；②职业性哮喘；③职业性变态反应性肺泡炎；④棉尘病；⑤煤矿井下工人滑囊炎。

5. 我国目前已颁布的与职业卫生相关的主要法律、法规与规章标准有哪些？

答：(1) 主要的法律有：《宪法》《刑法》《矿山安全法》《工会法》《劳动法》《职业病防治法》等。

(2) 主要的法规有：《国务院关于加强防尘防毒工作的决定》《使用有毒物品作业场所劳动保护条例》《尘肺病防治条例》《劳动保障监察条例》《工伤保险条例》《放射性同位素与射线装置放射防护条例》《民用核设施安全监督管理条例》等。

（3）主要的规章有：《职业卫生技术服务机构管理办法》《职业病目录》《建设项目职业病危害评价规范》《职业性接触毒物危害程度分级》《国家职业卫生标准管理办法》《职业健康监护监督管理办法》《职业病诊断与鉴定管理办法》《职业病危害项目申报管理办法》《职业病危害事故调查处理办法》《建设项目职业病危害分类管理办法》《放射事故管理规定》等。这些部门规章分别对职业卫生的管理、评价及职业病的有关处理等方面进行了比较详细的规定。

（4）主要的职业卫生技术规范标准有：卫生部颁布的157项国家职业卫生标准，以及《劳动能力鉴定标准》（GB/T 16180—2006）、《工业企业建设项目卫生预评价规范》《工业企业设计卫生标准》（GBZ 1—2002）、《工业企业建设项目卫生预评价规范》等。

（5）职业卫生地方法规。如《江苏省职业病防治条例》《北京市职业病防治卫生监督条例》《福建省职业病防治条例》《广东省职业安全卫生条例》《上海市职业病防治条例》《天津市职业病防治条例》《天津市职业病防治监督程序》等。

6.《劳动法》中关于职业安全卫生方面的法律条文规定有哪些？

答：《劳动法》第六章为关于劳动安全卫生方面的法律条文规定，包括：

（1）用人单位必须建立、健全劳动安全卫生制度，严格执行国家劳动安全卫生规程和标准，对劳动者进行劳动安全卫生教育（第五十二条）。

（2）劳动安全卫生设施必须符合国家规定的标准。新建、改建、扩建工程的劳动安全卫生设施必须与主体工程同时设计、同时施工、同时投入生产和使用（第五十三条）。

(3) 用人单位必须为劳动者提供符合国家规定的劳动安全卫生条件和必要的劳动防护用品，对从事有职业危害作业的劳动者应当定期进行健康检查（第五十四条）。

(4) 从事特种作业的劳动者必须经过专门培训并取得特种作业资格（第五十五条）。

(5) 劳动者在劳动过程中必须严格遵守安全操作规程。劳动者对用人单位管理人员违章指挥、强令冒险作业，有权拒绝执行；对危害生命安全和身体健康的行为，有权提出批评、检举和控告（第五十六条）。

7.《职业病防治法》的主要内容有哪些?

答：《职业病防治法》对职业病的概念和范围、职业病的管理和预防、劳动者在劳动时的职业卫生权利和义务、各种企事业单位在职业卫生工作方面应承担的责任和应采取的措施、职业病诊断与职业病病人保障以及职业卫生方面的法律责任等问题进行了全面而严格的规范。

8.《职业病防治法》的配套规章主要有哪些?

答：所配套的规章主要包括：《国家职业卫生标准管理办法》《职业病危害项目申报管理办法》《建设项目职业病危害分类管理办法》《职业健康监护管理办法》《职业病诊断与鉴定管理办法》《职业病危害事故调查处理办法》《职业卫生技术服务机构管理办法》等。

9.劳动者依法享有的职业卫生保护权利有哪些?

答：《职业病防治法》规定，劳动者享有下列职业卫生保护权利：

①获得职业卫生教育；②获得职业健康检查、职业病诊疗、康复等职业病防治服务；③了解工作场所产生或者可以产生的职业病危害因素、危害后果和应当采取的职业病防护措施；④要求用人单位提供符合防治职业病要求的职业病防护设施和个人使用的职业病防护用品，改善工作条件；⑤对违反职业病防治法律、法规以及危及生命健康的行为提出批评、检举和控告；⑥拒绝违章指挥和强令进行没有职业病防护措施的作业；⑦参与用人单位职业卫生工作的民主管理，对职业病防治工作提出意见和建议。

该法第五十至五十二条规定，职业病病人依法享受国家规定的职业病待遇。用人单位应当安排职业病病人进行治疗、康复和定期检查。对不适宜继续从事原工作的职业病病人，应当调离原岗位，并妥善处置。对从事接触有职业病危害作业的劳动者，应当给予适当岗位津贴。职业病病人的诊疗和康复费用、伤残以及丧失劳动能力的职业病病人的社会保障，按照国家有关工伤社会保险的规定执行。并依照有关民事法律尚有获得赔偿的权利，有权向用人单位提出赔偿要求。该法第四十五条规定，当事人对职业病诊断有异议时，还有向做出诊断的医疗卫生机构所在地地方人民政府卫生行政部门申请鉴定的权利。

《中华人民共和国劳动法》第七十三条规定，劳动者在退休、患病或负伤、因工伤残或者患有职业病、失业、生育等情况下，依法享受社会保险待遇。劳动者因职业病死亡后，其遗属依法享受有关补助金。劳动者享受的社会保险金必须按时足额支付。

10. 劳动者在职业病防治中须承担的义务有哪些？

答：为了保护自身健康，劳动者在职业病防治中应当履行以下义务：

（1）认真接受用人单位的职业卫生培训，努力学习和掌握必要的职业卫生知识。

（2）遵守职业卫生法律、法规、制度和操作规程。

（3）正确使用与维护职业病危害防护设备及个人防护用品。

（4）及时报告事故隐患。

（5）积极配合上岗前、在岗期间和离岗时的职业健康检查。

（6）如实提供职业病诊断、鉴定所需的有关资料等。

11. 如何防止劳动疾患的发生？

答：劳动过程中引起的疾患一般是因为长期的强制体位、器官过度紧张或局部压迫摩擦所致，而过度紧张和繁重的体力劳动，以及不良的劳动环境条件往往是促使这类疾病发生的主要原因。从技术改造入手，用机械化、自动化的作业替代这些繁重、紧张的作业，改善劳动条件和操作方式，是减少这类疾患的根本方法。但是在条件所限，尚不能达到要求的情况下，注意以下几点，可以预防和减少这类疾患的发生。

（1）改变不良的工作体位，尽量把屈曲、倾斜的体位改为端正的体位；把立位改为坐位，并使其舒适端正，高矮适合。工作台、座椅的高矮和距离要根据人的高度与身体尺寸调节。

（2）为防止压迫和摩擦引起的疾患，应使用形状适宜、软硬适度和不导热的把手，工具经常接触人体的部分应有软垫，并采用适当的个人防护用品。

（3）男女工人推拉装卸和抬举重物的重量标准，应按规定的劳动负荷限量并严格加以执行。这对避免劳动造成的损伤，特别是女工、未成年工更为重要。

(4) 经常进行职业训练，如训练抬举重物时身体应尽量靠近物体，缓慢平稳地举起，不要突然猛举或扭转躯干，以避免扭伤、下背痛和岔气等。合理组织劳动，根据个人的体质选择适当的工作，安排适当的工间休息或交替更换岗位等。

(5) 改善作业环境，如尽量避免高温高湿，对预防职业性下背痛、关节炎等具有一定的作用。给予充足合理的照明，是预防视觉器官紧张的重要措施等。

12. 女职工劳动卫生问题必须充分注意哪“五期”？

答：女性在生殖机能方面与男性有较大差别。女性有月经期、妊娠期、分娩期、哺乳期和绝经期等生理过程，这些过程简称为“五期”，在各个期间生殖系统和其他系统的生理机能会出现变化。因此，对女性在此期间的劳动卫生问题必须充分予以注意。

妇女在月经期或月经前期，常常出现程度不等的一些症状，不少妇女出现经前紧张症，在月经期间反应能力、作业能力均有所下降，如有严重的痛经或月经过多症状时，可影响正常的工作。女工的月经不调往往与劳动强度、工作姿势、作业环境和年龄有关，年轻的未婚女工较为多见。

妇女在怀孕期为适应妊娠的需要，机体发生一系列的变化：子宫增大，体重增加，能量消耗增多，孕期循环血量增加，心脏负担加大，心率加快。由于气体交换增加，肺通气量加大，呼吸器官的负担也加大。因此，一切可使能量消耗明显增加、过度紧张的生产劳动，如重体力劳动及高温作业，对孕妇都不适宜。孕期新陈代谢加快，肝脏和肾脏的负担加重，此时接触有毒化学物质，肝脏容易受到损伤。

怀孕早期的呕吐，晚期的行动不便，尿频，下肢浮肿等，对作业能力都有一定的影响。

分娩和哺乳期母亲的健康状况，对婴儿的发育和健康有直接关系，过度劳累、高度紧张，接触有毒物质，不仅影响母乳的数量和质量，而且影响下一代的健康。

更年期和绝经期，女性的卵巢功能减退，内分泌机能有明显变化，一部分人可出现更年期综合征，植物神经紊乱，神经衰弱，情绪改变，对紧张工作不能适应，对某些有害因素感受性增强等现象，作业能力也会有所下降。

13. 职业危害对女工有哪些影响?

答：(1) 繁重的体力劳动（如搬运重物等），可使女工腹压增高，导致盆腔淤血、月经过多、阴道及子宫脱垂等。

(2) 不良体位（如长时间立位作业），也能引起负压，增高盆腔淤血而致月经不调和痛经。

(3) 毒物影响：①接触苯系毒物、汽油、二硫化碳、三硝基甲苯的女工易出现月经过多综合征；②长期接触铅、无机汞、三氯乙烯等的女工，易出现月经过少综合征（月经量少、周期延长甚至闭经）；③接触铅、苯、汞、砷等毒物可妨碍胎儿的发育，导致流产、早产和死产，有些毒物还可以引起胎儿畸形；④振动影响（如强烈的全身振动），可引起月经不调子宫脱垂、早产、流产等。

14. 职业性有害因素对女性生殖功能的严重影响有哪些?

答：职业性有害因素对女性体格和生理功能方面的影响，可以分为下面几种类型：

（1）对妇女某些生理功能的影响

1）妇女负重作业，会使女工腹压增高，一般负重 10～20 kg，子宫位置无明显变动；超过 20 kg 时，子宫颈下降，停止负重即可恢复；当负重 30～40 kg 时，可出现暂时性子宫下垂，停止负重后不久可以复位；如长期负重过大造成子宫周围支持组织的松弛，可引起子宫脱垂。

2）长时间立位作业，也能引起腹压增高、盆腔淤血而导致月经不调，以致痛经。长期坐位作业，由于下肢回流受阻，可致盆腔充血。

3）有些毒物对妇女的造血系统及肝脏较为敏感，妇女的皮肤比较柔嫩，易遭受刺激性和脂溶性物质的侵害。

（2）对月经功能的影响

月经功能障碍是化学物质作用与女性生殖系统最常见的现象。

1）接触苯、二甲苯、汽油、二硫化碳、三硝基甲苯的女工，易出现月经过多综合征。

2）接触铅、无机汞、三氯乙烯等的女工，易出现月经过少综合征（月经量少、周期延长，甚至闭经），有的毒物可能引起妇女早期绝经。

以上作用，可能是毒物直接作用于内分泌系统，也可能是慢性中毒的一部分表现。

（3）对生育功能的影响

1）妇女生育过程中，由于母体易感染性增高，而易受到影响。

2）由于化学物的诱变、致畸、致癌作用而影响胚胎，有引发胎儿畸形或肿瘤的可能。

3）对胚胎的直接毒性。在胚胎的器官生长期（即妊娠后）的第三个月，特别是18～28周，是对化学毒性最为敏感的时期。某些毒物可使受精卵死亡或被吸收。到胎儿期，抵抗毒物作用的能力也较弱，导致胎儿生长缓慢。

(4) 对新生儿和哺乳儿的影响途径

1）通过工作服、鞋或体表的污染，如铅、石棉等。

2）通过母乳而进入乳儿体内，已获得证明的有铅、汞、砷、二氧化碳和其他有机溶剂。

◎**提示**

有些职业性有害因素单独或联合作用可使畸形儿发生率增高，甲基汞、2，4，5—T（农药）可引起胎儿先天性畸形。

15. 重体力劳动和不良体位对妇女健康的影响有哪些?

答：妇女由于其身体结构的解剖生理特点，长期从事重体力劳动，特别是搬运重物等负重劳动，对机体可产生不良影响，主要表现为：

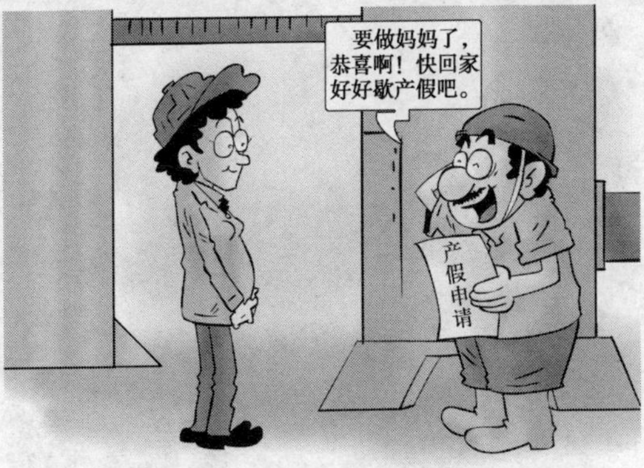

要做妈妈了，恭喜啊！快回家好好歇产假吧。
产假申请

(1) 从事重体力劳动特别是负重作业时，由于腹压增高，盆腔内生殖器官受压发生移位，可以引起子宫后倾、下垂，严重者可发生子宫脱垂。

(2) 对未成年女子，长期参加重体力劳动（包括自幼即参加体育训练），可以影响骨盆的正常发育，引起骨盆狭窄或扁平骨盆。

(3) 孕妇从事较重的体力劳动，易导致流产、早产的发生，胎儿发育迟缓及胎儿或新生儿死亡率增高。

（4）长期负重可引起女工月经失调，出现痛经、月经过多或月经无规律等。

（5）负重作业女工慢性肌肉关节劳损及骨关节疾病较多，如慢性腱鞘炎、肩周炎、腰痛等较常见。

同样，长期不良体位对女性的健康也有很大的影响。人们常需要长时间采用一种姿势工作，其中站立作业最多，纺织女工、售货员、理发员、服务员等均为立位作业。长时间站立，可使女工下半身的血流淤滞，子宫等脏器充血，使子宫低位和痛经的发生率增高。长期坐位工作，女工盆腔底部的肌肉缺乏锻炼，松弛无力，易患产伤。

第2章 主要生产行业的职业危害

16. 机械制造与加工工业的职业危害有哪些?

答：机械制造与加工工业范围很广，包括运输工具、机床、农业机械、纺织机械、动力机械和精密仪器等各种机械的制造，一般有铸造、锻造、热处理、机加工及装配车间，工种混杂，但职业危害因素大致相同，包括如下几个方面：

（1）生产性粉尘。主要粉尘作业是铸造，在型砂配制、制型、落砂、清砂等过程，都可使粉尘飞扬。特别是用喷砂工艺修整铸件时，粉尘浓度很高，所用的石英危害较大。在机械加工过程中，对金属零件的磨光与抛光过程可产生金属和矿物性粉尘，引起磨工尘肺。电焊时焊药、焊条芯及被焊接的材料，在高温下蒸发产生大量的电焊粉尘和有害气体，长期吸入较高浓度的电焊粉尘可引起电焊工尘肺。

（2）高温、热辐射。机械制造厂的高温和热辐射主要存在于铸造、锻造和热处理工种。铸造车间的熔炉、干燥炉、熔化的金属、热铸件、锻造及热处理车间的加热炉和赤热的金属部件都会产生强烈的热辐射，形成高温环境，严重时会引发中暑。

（3）有害气体。熔炼炉和加热炉均可产生一氧化碳和二氧化碳，加料口处的浓度往往很高；用酚醛树脂等作黏结剂时产生甲醛和氨；黄铜熔炼时产生氧化锌烟，引起“铸造热”；热处理时可产生有机溶剂蒸气，如苯、甲苯、甲醇等；电镀时可产生铬酸雾、镍酸雾、硫酸雾及氰化氢；电焊时可产生一氧化碳和氮氧化物；喷漆时可产生苯、甲苯及二甲苯蒸气。

（4）噪声、振动和紫外线。机械制造过程中，使用砂型捣固机、风动工具、各种锻锤、砂轮磨光、铆钉等，均可产生强烈的噪声危害；电焊、气焊、亚弧焊及等离子焊接产生的紫外线，如防护不当可引起电光性眼炎。

（5）重体力劳动和外伤、烫伤。在机械化程度较差的企业，浇铸、落砂、手工锻造都是较繁重的体力劳动，即使使用气锤或水压机，由于需要变换工件的位置和方向，体力劳动强度很大，同时要在高温下作业，故易引起体温调节和心血管系统的病变。铸造和锻造的外伤及烫伤率较高，多是由于铁水、钢水、铁屑、铁渣飞溅所致，机加工车间发生眼、手指外伤的较多。另外金属切削过程中使用的冷却液对工人的皮肤也有一定的影响。

17. 冶金工业的职业危害有哪些？

答：冶金工业生产中主要的有害因素是高温、强辐射热、粉尘、一氧化碳和噪声等。

（1）高温和强辐射热。在冶金生产中从矿粉的加工烧结、炼焦、炼铁、炼钢、轧钢等每个环节都属高温作业，有的车间夏季气温比室外高15～20℃，因此较易发生中暑。灼热的物体辐射出的大量红外线易引起职业性白内障。

（2）粉尘。在矿石生产中，井下开采、运输、破碎到选矿、混料、烧结等环节都有很高浓度的粉尘，在耐火材料加工、炼焦、炼钢的过程中也会有大量粉尘产生，长期接触会发生尘肺，甚于患上矽肺。

（3）一氧化碳。在煤气中一氧化碳含 30%左右，故在接触煤气的岗位，如不注意防护，就可能发生一氧化碳中毒。

（4）其他。冶金工业中的空压机、风机、轧钢机等发出的强噪声，易引起噪声性耳聋；由于接触火焰、钢水、钢渣、钢锭的机会较多，最容易发生烧灼伤；接触高温辐射的工人中，易发生火激红斑、色素沉着、毛囊炎及皮肤化脓等疾患；由于高温作用，肠道活动出现抑制反应，使消化不良和胃肠道疾患增多，高血压的发生率也比一般工人多。

18. 纺织工业的职业危害有哪些？

答：纺织工业是天然纤维和人造纤维的加工生产工业，其主要的职业危害有：

（1）粉尘。开棉、混棉、清棉及梳棉均可产生粉尘，在粉尘环境的长期影响下，工人易患慢性鼻炎、咽炎，接触棉、麻粉尘引起的疾病有纱厂热、织布工咳、急性呼吸道病和棉尘症。

（2）高温高湿。纺织工艺要求一定的温度和湿度，使棉纱紧固并维持一定的弹性及润滑性，减少断头的机会，因此，容易造成高温高湿环境。

（3）噪声和振动。织布车间的生产噪声最大，可达 100 dB 左右，其次是细纱车间，也有 95 dB 左右。由于噪声的强度大，接触时间长，这些车间噪声性耳聋患者较多。

（4）其他因素。纺织女工大多数需要站立的工作体位并来回走动，常会引起扁平足、下肢静脉曲张、腰背痛。由于两手肌肉不断处于紧张状态，易引起腱鞘炎。纺织需要视力紧张的工种很多，照明不合理会造成视力减退。使用苯胺染布和印花及干燥和蒸发过程中均可接触苯胺蒸气和液体，防护不好容易中毒，对苯胺类染料的致癌作用也应注意。另外，对可能引起的如关节炎、血压低或高、心跳过速、慢性胃炎等疾病也应予以重视。

19. 造纸工业的职业危害有哪些？

答：用亚硫酸法制浆时有二氧化硫逸出，如果用亚硫酸铵制浆，还可有氨产生。切断各种造纸原料时，有大量粉尘飞扬，有时还接触少量石英、矾土及滑石粉尘。造纸过程，为了增加纸张白度要加少量荧光增白剂。蒸煮、黑液回收、纸张干燥等作业有大量水蒸气散发，夏季可形成高温、高湿环境。各种机器均可产生噪声。

20. 农业生产的职业危害有哪些？

答：我国是农业大国，农业生产既有传统的农作物种植与收获，又有林、牧、副、渔等作业。农业生产有明显的季节性，受地区和气候以及农业机械化和农药、化肥的使用的影响，使农业生产中的职业危害具有多样性、地区性和季节性。

（1）化学性有害因素

1）农药。农田、果园、林场使用的农药种类多、数量大，如果使用者缺乏安全知识，违章施药，个人防护不良或卫生习惯差等，造成衣物、皮肤及呼吸道的污染就会发生中毒事故。

2）化肥。化肥危害随其品种不同而异，夏季使用容易引起皮炎或湿疹性皮炎，冬季可使皮肤角化、破裂。

3）有害气体。拖拉机等农机产生的一氧化碳，薯窖、菜窖放出的二氧化碳、硫化氢和一氧化碳，沼气池、粪池、污水井等放出的甲烷、硫化氢等窒息性气体，浓度高时，可引起“电击样”中毒，严重者可致死。

（2）物理性有害因素

1）严寒酷暑。夏季田间劳动常受高温和太阳照射的影响，人的体温随气温而升高。当田间气温高于 35℃时，人体会出现积热而发生热射病，高温引起的大汗会造成体内钠离子流失，发生热痉挛，太阳照射过多会造成日射病等一系列中暑反应。冬季如果长期在－5℃以下环境劳动，则会影响机体的免疫能力，易患感冒、肺炎等疾病，还会引起神经炎、腰腿痛和风湿性疾病等。长期低温下暴露的手、足、面、耳易患冻疮及冻伤，严重时发生肢体坏疽。

2）噪声和振动。农业生产中使用的拖拉机、水泵、脱粒机、电磨、汽车等都会产生噪声和振动，它们对人体的危害，不仅使听力下降，还会引起其他生理和心理上的损害，如神经衰弱、血压高、振动病等。

3）粉尘。农业生产接触的粉尘主要有泥土、植物粉尘和霉变物的粉尘。如麦芒引起接触部位红肿刺痒及痛感；棉尘引起上呼吸道刺激，以至发烧、咳嗽、胸闷甚至尘肺；被小麦芽孢霉菌污染的干草等，在搬运、切割时产生的粉尘，可使人骤然发病，发烧、气促、干咳等，反复发作会使肺功能受损，甚至丧失劳动能力。

（3）生物因素

人畜共患的疾病种类很多，常见的有炭疽病、布氏杆菌病、钩端螺旋体病等，狗、蛇、水蛭亦常造成人体伤害。稻田皮炎是水田劳动者的常见病，在钩虫病流行的地区还可见到钩蚴皮炎。

（4）其他因素

农业劳动中常有抬举重物及不良体位劳动，易发生腱周围组织急性劳损，慢性腰肌劳损等多种肌肉、骨骼疾病。长期站立可致下肢静脉曲张，严重时形成化脓性血栓静脉炎。此外，外伤也是农业生产中发生率较高的一种伤害。

◎提示

重体力农业劳动的女性常有月经异常和子宫下垂，严重者可造成子宫脱垂及阴道壁脱出。

21. 建材工业的职业危害有哪些?

答：建材工业生产的各种建筑材料主要有水泥、砖瓦、玻璃、陶瓷、耐火材料、石棉制品、油毡等，生产中危害最大的是二氧化硅粉尘和石棉、水泥、滑石等硅酸盐粉，长期接触会使人患尘肺。

（1）生产性粉尘。硅酸盐水泥是最常用的一种水泥，此外还有快硬水泥、高强水泥、耐酸水泥、白水泥等，其原料为石灰石、黏土、矿渣，及少量作助剂的赤铁矿和作调节剂的石膏。目前，许多工厂用干法生产，防尘设施不完善。耐火材料、砖瓦、陶瓷、玻璃等的生产，由于粉碎、过筛、配料、研磨等工序，均可产生粉尘，其中硅尘是矽肺病的主要原因。石棉粉尘的影响更为复杂，石棉除引起石棉肺外，已被国家定为具有人体致癌性粉尘。

（2）有毒气体。水泥、砖瓦等在高温煅烧的过程中可产生一氧化碳、二氧化碳、硫化氢、氨等气体，通风不好时，常可逸出造成一氧化碳中毒。水泥和石灰石遇水或汗，生成氢氧化钙等碱性物质，刺激皮肤，引起刺激性脱皮，甚至皮炎、溃疡。陶瓷、玻璃生产时，常在原料中加入铅等氧化金属，配料和烧制的过程中会有氧化铅烟尘，砷、镍、镉离子逸出，引起相应的中毒。油毡制造中使用的沥青中含有酚、苯、萘等多种有害物质，沥青蒸气刺激生产者的皮肤、眼睛和呼吸系统，易使身体暴露部位发生接触性皮炎、色素沉着、结膜炎、支气管炎等，接触沥青的工人有癌症多发现象。在室内装修中使用的甲醛树脂、酚醛树脂、氨基树脂中均含有甲醛，它可引起眼结膜出血、鼻黏膜干燥、咽部充血、皮肤干燥等，严重者可发生手掌震颤、手指触觉减退等。

（3）其他。噪声主要来源于原料的破碎、混筛、球磨以及成型等生产过程和空压机等。建材生产的各种窑炉大多数要 1 000～2 000℃ 的高温，热辐射强度较大，并含有红外线、紫外线及亮度很大的可视线，对眼睛的角膜造成损害，可使眼球晶体温度升高而导致白内障，并且一般是两眼同时发生。

22. 化学工业的职业危害有哪些？

答：化学工业品种繁多，与各行各业生产密切相关，其产品是许多行业不可缺少的原料。化学工业主要有基础化工、农药化肥、石油化工、染料油漆、医药试剂、感光材料、各种助剂等行业。化学工业生产过程还常常具有高温、高压、易燃、易爆及易腐蚀等特点，这就构成了化工生产对人体的危害主要是职业性中毒的特点。

（1）急性和慢性中毒。由于化工生产高温、高压、易燃、易爆的特点，急性事故及急性中毒的发生率较其他行业多，还常涉及非职业人群。如火灾和泄漏事故会污染四周的大气，使污染区内大批人员中毒。慢性中毒的远期影响也已经引起人们的重视。

（2）损害脏器。化学物可以侵犯人体的各个器官，有的是定位的，有的是多系统侵犯。化学工业中的刺激性毒物常引起呼吸系统损害，严重时发生肺水肿；氰化物、砷、硫化氢、一氧化碳、醋酸胺、有机氟等易引起中毒性休克；砷、锑、钡、有机汞、三氯乙烷、四氯化碳等易引起中毒性心肌炎；亲肝的毒物很多，典型的有黄磷、四氯化碳、三硝基甲苯、三硝基氯苯等引起的肝损伤；中毒性肾损伤可由重金属盐造成，也可由某些毒物通过缺氧、脱水等造成；窒息性气体、刺激性气体以及亲神经的毒物均可引起中毒性脑水肿；苯的慢性中毒主要损害血液系统，表现为白细胞、血小板减少、贫血，严重时出现再生障碍性贫血；汞、铅、锰等可引起严重的中枢神经损害。由于化学种类繁多，在此不能一一列举。

（3）致癌作用。近年来，根据行业流行病学调查显示，化工系统职业性肿瘤发生案例较多，如橡胶行业的恶性肿瘤发病率较高，分析认为可能与防老化剂有关；石油行业的恶性肿瘤也高于当地居民，且消化系统的肿瘤为高；染料行业的联苯胺引起膀胱瘤已被公认；塑料行业的氯乙烯引起肝血管瘤，氟塑料可疑对人致癌；油漆涂料行业肠癌、肝癌患者增多等。

23. 电镀工业的职业危害有哪些？

答：电镀作业的主要职业危害是接触多种有害气体和溶液。用有机溶剂去油时，有汽油、三氯乙烯等有机溶剂蒸气逸出。使用强酸的工序均有酸雾逸出，对黏膜有刺激腐蚀作用，并可引起牙酸蚀病。强酸溶液溅到皮肤上立即引起灼伤。铬电镀时镀槽周围空气中铬酸雾浓度较高，长期接触可发生鼻中隔穿孔、皮肤溃疡、皮炎、湿疹，有些人可发生支气管哮喘。

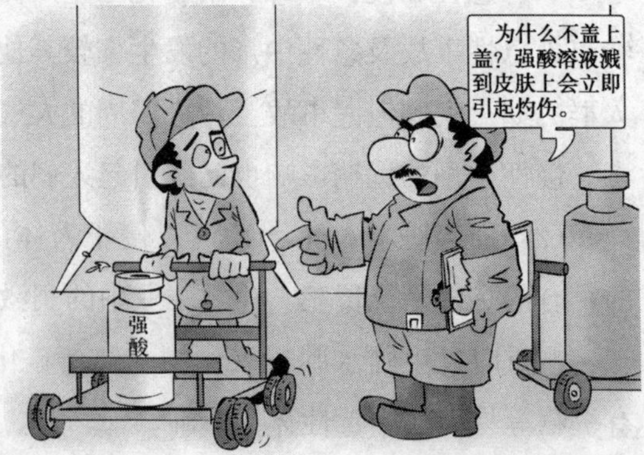
为什么不盖上盖？强酸溶液溅到皮肤上会立即引起灼伤。
强酸

镀镍时接触硫酸镍也可引起皮炎和湿疹。采用碱性铬盐电镀时，可有氰化氢逸出，若镀液中的氰化物遇酸，可产生高浓度氰化氢，能引起急性中毒甚至威胁生命。

24. 印染工业的职业危害有哪些？

答：印染工业主要职业危害是高温、高湿及染料中的毒物。煮炼、漂白、干燥、染印等过程相对湿度可达80%以上，夏季室温可达40℃。用次氯酸钠漂白及最后酸洗都有氯气产生，染色中使用强酸、强碱可引起酸碱灼伤和酸雾刺激，在调配和使用苯胺染料时，可接触苯胺液体或蒸气。此外，苯胺类染料和荧光增白剂可能有致癌作用。

25. 采矿工业的职业危害有哪些？

答：在矿山开采生产中主要的生产性有害因素有生产性粉尘、有害气体、不良气象条件、噪声和振动等。由于井下的劳动强度大、作业姿势不良、采光照明不佳，外伤等意外事故最易发生。

（1）生产性粉尘。生产性粉尘是采矿业中的主要有害因素，在凿岩、爆破、装岩、运输、支护以及回采、填充等生产过程中，均有可能产生大量的含硅量较高的粉尘。由于矿山种类不同，地质构造较为复杂，粉尘中游离二氧化硅的含量也不同。掘进工接触的粉尘中，游离二氧化硅的含量高，患矽肺的较多，采煤工则患煤肺的较多。矿工尘肺的发病率与企业的劳动保护状况有很大关系。

（2）有害气体。沼气俗称瓦斯，多积蓄在巷道顶部。沼气可以排挤空气中的氧，引起矿工缺氧，甚至窒息。当沼气达到一定浓度时，遇明火即可发生爆炸。一氧化碳和氮氧化物主要来源于放炮产生的烟气，过早进入放炮现场可引起炮烟中毒。二氧化碳源于巷道内的朽木、人群呼吸、放炮和煤层，当浓度达到5%时，引起缺氧，达到10%时可使人窒息死亡。硫化氢多积于矿井的低洼处，或封闭已久的巷道内。低浓度硫化氢可刺激人的眼、鼻及上呼吸道，高浓度时可使接触者呼吸、心跳骤停、导致死亡。

（3）不良气象条件。矿山井下气象条件的特点是气温高、湿度大、温差大。巷道每深入地下100 m，流入的空气因压缩而升高1℃；在煤矿中每下深30～35 m，岩层温度可增高1℃。由于地下水不断渗出和蒸发，井下相对湿度一般在80%～90%。在井下1 000 m处，气温可与井口处差25～30℃左右。因此，矿工易患感冒、上呼吸道炎症及风湿性疾病。

（4）其他危害因素。噪声和振动主要是由皮带运输机、风动工具发出的，长期在强烈的噪声和振动的作用下能引起职业性耳聋和振动病，还会妨碍工人及时辨认岩层塌落及各种信号。此外，劳动强度大和不良工作体位易使工人患腰腿痛、关节炎等，尤易引起滑囊炎。长时间的体力劳动造成的疲劳还会使人反应迟钝，造成不必要的事故。采矿工业中的片帮、冒顶以及运输和机械造成的事故常是工人发生外伤的主要原因。

26. 服装加工业的职业危害有哪些？

答：缝纫机转动产生噪声，机器越密，噪声越强。缝纫工长期保持坐位前倾姿势操作，可发生腰腿痛。熨烫工长时间手拿熨斗，可发生手臂酸痛，工龄长者甚至发生腕部腱鞘炎、肩周炎、颈椎病等。如照明不足，可影响视力。

27. 焊接工业的职业危害有哪些?

答：焊接工业可产生多种职业性危害因素。电弧焊接时可产生大量金属氧化物及其他物质的烟尘，长期吸入可引起焊工尘肺，吸入烟尘中的金属氧化物还可引起金属烟尘热。氧化锰是电焊烟尘中的严重毒物，长期高浓度吸入可引起慢性锰中毒。焊接时弧区周围还会形成多种有害气体，可产生臭氧、一氧化碳、氮氧化物。焊接产生的光是一种很强的光源，能产生中、短波紫外线，可引起电光性眼炎。非熔化极氩弧焊和等离子弧焊需借助高频振荡器激发引弧，在引弧的瞬间有高频电磁场存在。等离性喷焊能放出 α、β、γ 3 种射线。夏季电焊时人体会受到高温影响。此外，焊接时防护不当可引起皮肤灼伤，并易引起触电事故。

28. 印刷工业的职业危害有哪些?

答：熔铅、浇版、铸字都有铅烟产生。铅板镀铬有铬酸雾产生，氰化镀铜如不慎遇酸，可产生氰化氢。印刷油墨多用苯、甲苯、二甲苯、汽油作稀释剂，其蒸气可污染车间空气。轮印机有噪声产生。平印和凹印在晒板、腐蚀过程中，使用的苯酚、甲醛等多种化学物有一定刺激腐蚀作用。

第3章 生产性粉尘及尘肺

29. 什么是生产性粉尘？其种类有哪些？

答：在生产过程中形成的，能够较长时间漂浮在作业场所空气中的固体微粒，叫生产性粉尘。生产性粉尘按其性质一般分为以下几类：

（1）无机粉尘。矿物性粉尘，如石英、石棉、滑石、煤等；金属性粉尘，如铁、锡、铝、锰、铅、锌等；人工无机粉尘，如金刚砂、水泥、玻璃纤维等。

（2）有机粉尘。动物性粉尘，如毛、丝、骨质等；植物性粉尘，如棉、麻、草、甘蔗、谷物、木、茶等；人工有机粉尘，如有机农药、有机染料、合成树脂、合成橡胶、合成纤维等。

（3）混合性粉尘。它是上述各类粉尘，以两种以上物质混合形成的粉尘，在生产中这种粉尘最多见。

30. 什么工种易接触粉尘？

答：在各种不同的生产场所，可以接触到不同性质的粉尘。如在采矿、开山采石、建筑施工、铸造、耐火材料及陶瓷等行业，主要接触的粉尘是含石英的混合粉尘；石棉开采、加工制造石棉制品时接触的是含石棉的混合粉尘；焊接、金属加工、冶炼时接触金属及其化合物混合粉尘；农业、粮食加工、制糖工业、动物管理及纺织工业等，接触植物或动物性有机混合粉尘为主。

31. 粉尘对人体的危害有哪些？

答：根据粉尘的不同特性，可对人体引起各种损害。如可溶性有毒粉尘进入呼吸道后，能很快被吸收后溶入血液，引起中毒；放射性粉尘，则可造成放射性损伤；某些硬质粉尘可损伤眼角膜及结膜，引起角膜混浊和结膜炎等；粉尘堵塞皮脂腺和机械性刺激皮肤时，可引起粉刺、毛囊炎、脓皮病及皮肤皲裂等；粉尘进入外耳道混在皮脂中，可形成耳垢。粉尘对机体影响最大的是对呼吸系统的损害，包括上呼吸道炎症、肺炎（如锰尘）、肺肉芽肿（如铍尘）、肺癌（如石棉尘、砷尘）、尘肺（如二氧化硅等尘）以及其他职业性肺部疾病等。

◎提示

人体具有很强的保护性防御功能，人体通过各种清除功能，使进入肺内的绝大部分粉尘排出体外。但长期吸入高浓度粉尘，吸入的粉尘量超过人体正常的防御功能时，就会引起一系列危害反应，其中危害最严重的是尘肺。

32. 什么是尘肺？尘肺病的分类有哪些？

答：尘肺是指在生产环境中，长期吸入生产性粉尘而引起的肺弥漫性间质纤维化改变的全身性疾病。它是职业性疾病中影响面最广、危害最严重的疾病之一。

目前，我国将尘肺病分为12类：

(1) 矽肺。由于吸入粉尘的主要成分是游离二氧化硅而引起的。

(2) 煤工尘肺。主要是由于接触游离二氧化硅含量较低的煤尘所致。

（3）石墨尘肺。接触较高浓度的石墨粉尘引起的。

（4）炭墨尘肺。接触、吸入炭黑粉尘引起。

（5）石棉肺。由于吸入石棉粉尘后引起。

（6）滑石肺。由于吸入滑石粉尘后引起。

（7）水泥尘肺。由于吸入成品水泥粉尘引起。

（8）陶工尘肺。属于混合尘肺，吸入粉尘性质较杂，主要为含高岭土和一定量的游离二氧化硅粉尘。

（9）云母尘肺。接触含有一定量的游离二氧化硅、云母粉尘后引起。

（10）铝尘肺。长期吸入金属铝粉或氧化铝粉尘引起。

（11）电焊工尘肺。长期吸入了电焊时产生的烟尘所引起，烟尘成分与使用的焊条成分有关，属于混合性尘肺。

（12）铸工尘肺。吸入含游离二氧化硅量很低的黏土、石墨、石灰石、滑石等混合性粉尘引起的尘肺。

◎提示

矽肺是尘肺中进展最快，最为严重，也最常见，影响面较广的一种职业病。可能发生矽肺的作业有：采矿业的各种黑色、有色金属以及煤、氟、硫、磷等矿山的采掘、爆破、运输、原料破碎等作业；筑路、开凿隧道、修筑工事、兴修水利、地质勘探等作业；石英加工、玻璃、陶瓷、耐火材料业的原料破碎、过筛、拌料等作业；机械制造业的翻砂、清砂、喷砂等作业。

33. 尘肺对人体有什么危害?

答：尘肺发病工龄一般为 20 年左右，最短可在半年左右发病，病人常见的症状有咳嗽、咯痰、胸痛、气短及肺功能减退，很多患者最终可因肺的广泛纤维化出现呼吸衰竭或合并感染、气胸而死亡。

◎**提示**

尘肺主要影响肺功能，严重者会导致死亡。

34. 得了尘肺怎么办?

答：尘肺一旦确诊，病人应立即脱离接触，并做劳动能力鉴定，即根据患者全身状况，X 射线诊断分期及结合肺功能代偿功能确定，安排适当工作或休息。此外，应教育患者善于自我保健，戒烟、戒酒，增加营养，并进行适当的体育锻炼和治疗，改善体质、延长寿命。

◎**提示**

尘肺确诊后一定要脱离接触，并且注意自我保健和锻炼从而改善体质。

35. 尘肺病变轻重程度主要与什么有关?

答：在 12 种尘肺中，其病变轻重程度主要与生产性粉尘中二氧化硅含量有关，以矽肺最严重，其他尘肺病理改变和临床表现均较轻。石棉矿和石棉加工、制品厂产生的石棉尘不仅可引起石棉肺，还可导致肺癌及恶性胸膜间皮瘤。

◎**提示**

粉尘中二氧化硅的含量是影响尘肺轻重程度的主要因素。石棉尘可能会导致恶性肿瘤。

36. 尘肺发生的影响因素有哪些?

答：（1）粉尘环境中游离二氧化硅含量。在粉尘环境中游离二氧化硅含量越高，粉尘浓度越大，则造成的危害越大。当粉尘中游离二氧化硅含量较大，且浓度很高，人长期吸入后，肺组织中会形成硅结节。典型的硅结节由多层排列的胶原纤维构成，横断面似洋葱头状。早期硅结节中，胶原排列疏松，继而结节趋向成熟，胶原纤维可发生透明性变。随着时间的推移，硅结节增多、增大，进而融合形成团块状。在煤矿开采中，煤矿岩层中二氧化硅含量也相当高，有时可高达40%，这些工人所接触的粉尘常为煤硅混合尘，如果长期大量吸入这类粉尘后，也可引起以肺纤维化为主的疾病。

（2）接触时间。尘肺的发展是一个慢性过程，一般在持续吸入硅尘5～10年发病，有的长达5～20年或更久。但持续吸入高浓度、高游离二氧化硅含量的粉尘，经1～2年即可发病，成为“速发型尘肺”。有些硅尘作业工人，在离开粉尘作业时没有发现尘肺的征象，但日后出现硅结节，并诊断为尘肺，为“晚发型尘肺”。这常见于20世纪五六十年代部队复员的工程兵、铁道兵，服役时曾从事坑道作业。

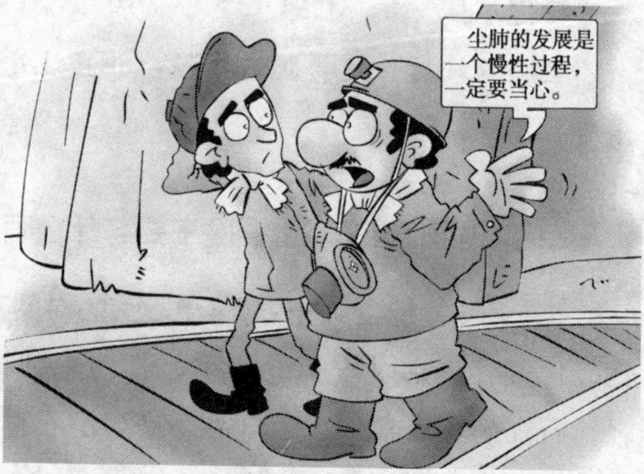

（3）粉尘分散度。分散度是表示粉尘颗粒大小的一个量度，以粉尘中各种颗粒直径大小的组成百分比来表示，小颗粒粉尘所占的比例越大，则分散度越大。分散度大小与尘粒在空气中的浮动和其在呼吸道中的阻留部位有密切关系。直径大于10 μm的粉尘粒子在空气中很快沉降，即使吸入也被鼻腔鼻毛阻留，随鼻涕排出；10 μm以下的粉尘，绝大部分被上呼吸道所阻留；5 μm 以下的粉尘，可进入肺泡；0.5 μm 以下的粉尘，因其重力小，不易沉降，随呼气排出，故阻留率下降；而 0.1 μm 以下的粉尘因布朗运动，阻留率反而增高。

（4）机体状态。人体呼吸道有一系列的防御装置，吸入的粉尘通过鼻腔时，因鼻毛的滤尘作用和鼻中隔弯曲而阻留，一般为吸入粉尘的 30%～50%进入气管、支气管的粉尘，极大部分可由气管树的分叉、黏膜上皮纤毛运动而滞留并随痰排出；部分尘粒被巨噬细胞或肺泡间质巨细胞吞噬成为尘细胞，尘细胞或未被吞噬的游离尘粒可沿着淋巴管进入肺门淋巴结。

游离二氧化硅粉尘对细胞有杀伤作用，是造成尘肺病变的基础。一般来说，进入呼吸道的粉尘 98%在 24 h 内通过各种途径排出体外，粉尘浓度过大，超过机体清除能力时，滞留在肺内的量越大，病理改变也越严重。

凡有慢性呼吸道炎症者，则呼吸道的清除功能较差，呼吸系统感染尤其是肺结核，能促使矽肺病程迅速进展和加剧。此外，个体因素如年龄、健康素质、个人卫生习惯、营养状况等也是影响矽肺发病的重要条件。

◎提示

尘肺发生的影响因素主要有：空气中游离二氧化硅的含量、接触时间、粉尘散度及身体健康状况。

第4章 毒物与职业中毒

37. 什么是生产性毒物及其分类?

答：生产过程中形成或应用的各种对人体有害的化学物，称为生产性毒物。生产性毒物的分类方法很多，按其生物作用可分为神经毒、血液毒、窒息性毒及刺激性毒等；按其化学性质可分为金属毒、有机毒、无机毒等；按其用途可分为农药、食品添加剂、有机溶剂、战争毒剂等。

38. 生产性毒物的来源和存在状态有哪些?

答：在生产过程中的以下环节容易出现毒物：

（1）原料，如制造氯乙烯所用的乙烯和氯。

（2）中间体或半成品，如制造苯胺的中间体、硝基苯。

（3）辅助材料，如橡胶行业作为溶剂的苯和汽油。

（4）成品，如农药对硫磷、乐果等。

（5）副产品或废弃物，如炼焦时产生的煤焦油、沥青。

（6）夹杂物，如某些金属、酸中夹杂的砷。

（7）其他，以分解产物或反应物形式出现的物质，如聚氯乙烯塑料制品加热至160～170℃时分解产生氯化氢，磷化铝遇湿自然分解产生磷化氢。

毒物在生产环境中有以下几种形态：

（1）固体。如氰化钠、对硝基氯苯。

（2）液体。如苯、汽油等有机溶剂。

（3）气体。即常温、常压下呈气态的物质，如二氧化硫、氯气等。

（4）蒸气。固体升华、液体蒸发或挥发时形成的，如喷漆作业中的苯、汽油、醋酸酯类等的蒸气。

（5）粉尘。能较长时间悬浮在空气中的固体微粒，其粒子大小多在 0.1～10 μm。机械粉碎、辗磨固体物质，粉状原料、半成品或成品的混合、筛分、运送、包装过程等，都能产生大量粉尘，如炸药厂的三硝基甲苯粉尘。

（6）烟（尘）。微悬浮在空气中直径小于 0.1 μm 的固体微粒。某些金属熔融时产生的蒸气在空气中迅速冷凝或氧化而形成烟，如熔炼铅所产生的铅烟，熔钢铸铜时产生的氧化锌烟。

（7）雾。为悬浮于空气中的液体微滴，多由于蒸气冷凝或液体喷洒形成，如喷洒农药时的药雾，喷漆时的漆雾。

（8）气溶胶。悬浮与空气中的粉尘、烟及雾，统称为气溶胶。

39. 生产性毒物的分类有哪些?

答：生产性毒物的分类很多，按其化学成分可分为金属、类金属、非金属、高分子化合物毒物等；按物理状态可分为固态、液态、气态毒物；按毒理作用可分为刺激性、腐蚀性、窒息性、神经性、溶血性和致畸、致癌、致突变性毒物等。

一般将生产性毒物按其综合性分为以下几类：

（1）金属及类金属毒物。如铅、汞、锰、镉、铬、砷、磷等。

（2）刺激性和窒息性毒物。如氯、氨、氮氧化物、一氧化碳、氰化氢、硫化氢等。

（3）有机溶剂。如苯、甲苯、汽油、四氯化碳等。

（4）苯的氨基和硝基化合物。如苯胺、三硝基甲苯等。

（5）高分子化合物。如塑料、合成橡胶、合成纤维、胶黏剂、离子交换树脂等；农药，如杀虫剂、除草剂、植物生长调节剂等。

40. 职业劳动中人体与生产性毒物的接触机会有哪些？

答：职业劳动过程中，主要有以下一些生产操作可能接触到毒物：

（1）原料的开采和提炼。在开采过程中可形成粉尘或逸散出蒸气，如锰矿中的锰粉，汞矿中的汞蒸气；冶炼过程中产生大量的蒸气和烟，如炼铅。

（2）材料的搬运和储藏。固态材料产生的粉尘，如有机磷农药；液态有毒物质包装泄漏，如苯的氨基、硝基化合物；储存气态毒物的钢瓶泄漏，如氯气等。

（3）材料加工。原材料的粉碎、筛选、配料，手工加料时导致的粉尘飞扬及蒸气的逸出，不仅污染操作者的身体和地面，还可成为二次毒源。

（4）化学反应。某些化学反应如果控制不当，可发生意外事故，如放热产气反应过快，可发生满锅，使物料喷出反应釜，易燃、易爆物质反应控制不当可发生爆炸，反应过程中释放出有毒气体等。

（5）操作。成品、中间体或残余物料出料时，物料输送管道或出料口发生堵塞，工人进行处理时，成品的烘干、包装以及检修设备时，都可能有粉尘和有毒蒸气逸散。

（6）生产中应用。在农业生产中喷洒杀虫剂，喷漆中使用苯作稀释剂，矿山掘进作业使用炸药等，如果用法不当就会造成污染。

（7）其他。有些作业虽未使用有毒物质，但在特定情况下亦可接触到毒物以至发生中毒，如进入地窖、废弃巷道或地下污水井时发生硫化氢、一氧化碳中毒等。

◎**提示**

接触生产性毒物的机会是相当多的，情况也比较复杂，必须平时对毒物的特性及生产条件有所了解，才能有效地加以预防。

41. 生产性毒物进入人体的途径有哪些？

答：生产性毒物进入人体的途径主要有以下 3 条：

（1）呼吸道。这是最常见和主要的途径。凡是呈气体、蒸气、粉尘、烟、雾形态存在的生产性毒物，在防护不当的情况下，均可经呼吸道侵入人体，整个呼吸道都能吸收毒物。

（2）皮肤。皮肤是某些毒物吸收进入人体的途径之一。毒物可通过无损伤皮肤的毛孔、皮脂腺、汗腺被吸收进入血液循环。

（3）消化道。在生产环境中，单纯从消化道吸收而引起中毒的机会比较少见。往往是由于手被毒物污染后，直接用污染的手拿食物吃，而造成毒物随食物进入消化道。如手工包装敌百虫等农药时，也可能引起毒物经消化道或皮肤吸收。

◎**提示**

能经皮肤进入血液的毒物有 3 类：①能溶于脂肪及类脂类，主要是芳香族的硝基、氨基化合物，金属有机铅化合物等。其次为苯、甲苯、二甲苯、氯化烃类、醇类也可以被皮肤吸收一部分。②能与皮肤中的脂酸根结合的物质，如汞及汞盐、砷的氧化物及盐类。③具有腐蚀性的物质，如强酸、强碱、酚类及黄磷等。

42. 毒物对人体的不良影响有哪些？

答：（1）局部刺激和腐蚀作用。强酸（硫酸、硝酸）、强碱（氢氧化钠、氢氧化钾）可直接腐蚀皮肤和黏膜。

（2）阻止氧的吸收、运输和利用。一氧化碳吸入后很快与血红蛋白结合，而影响血红蛋白运送氧气；刺激性气体和氯气吸入可形成肺水肿，妨碍肺泡的气体交换，使其不能吸收氧气；惰性气体或毒性较小的气体如氮气、甲烷、二氧化碳，可由于在空气中降低氧分压而造成窒息。

（3）改变机体的免疫功能。毒物干扰机体免疫功能，致使机体免疫功能低下，易患相关疾病。

（4）集体酶系统的活性受到抑制。

（5）“三致”，即致癌、致畸、致突变作用。

43. 毒物对机体毒作用的影响因素有哪些？

答：毒物在排除的过程中，可对某些器官或组织造成损害，如经肾脏排泄的某些金属毒物（镉、汞等），可引起近曲小管损害；随唾液排泄的汞可引起口腔炎；砷经肠道排出可引起结肠炎，经汗腺排出则可引起皮炎。

生产性毒物对人体的毒作用主要受以下因素的影响：

（1）毒物的化学结构。

（2）毒物的理化特性。

（3）毒物的剂量、浓度和作用时间。

（4）毒物的联合作用。

（5）个体状态。

（6）其他环境因素和劳动强度等。

44. 进入人体的毒物的排出途径有哪些?

答：生产性毒物侵入人体后，在体内可经过代谢转化或直接排出体外，排出毒物的途径有：

（1）呼吸道。经呼吸道进入人体的毒物，直接由呼吸道排出一部分，如一氧化碳、苯、汽油蒸气等。

（2）消化道。有些金属毒物，如铅、锰经胆汁由肠道随粪便排出一部分，粪便排出金属毒物也包括由消化道侵入而未被吸收的部分。

（3）肾脏。是毒物从体内排出的主要器官，如铅、汞、苯的代谢产物，大多数皆随尿液排出。

（4）其他。汗腺、乳腺、唾液腺均可排出一定量的毒物，如铅、汞、砷。另外指甲、头发虽不是排泄器官，但有些毒物如砷、铅、锰、汞等，也可聚集于此而后排出体外。

45. 职业中毒的急救和治疗原则有哪些?

答：职业中毒的治疗可分为病因治疗、对症治疗和支持治疗 3 类。病因治疗的目的是尽可能消除或减少致病的物质基础，并针对毒物致病的发病机理进行处理，对症处理是缓解毒物引起的主要症状，促使人体功能恢复。支持疗法可改善患者的全身状况，使患者早日恢复健康。

（1）急性职业中毒

1）现场急救。立即将患者搬离中毒环境，尽快将其移至上风向或空气新鲜的场所，保持呼吸道通畅。若患者衣服、皮肤已被毒物污染，为防止毒物经皮肤吸收，需脱去污染的衣物，用清水彻底冲洗受污染的皮肤（冬天宜用温水）。如污染物为遇水能发生化学反应的物质，应先用干布抹去污染物后，再用水冲洗。在救治中，应做好对中毒者保护心、肺、脑、眼等的现场救治。对重症患者，应严密观察其意识状态、瞳孔、呼吸、脉搏、血压。若发现呼吸、循环有障碍时，应及时进行复苏急救，具体措施与内科急救原则相同。对严重中毒需转送医院者，应根据症状采取相应的转院前救治措施。

2）阻止毒物继续吸收。患者到达医院后，如发现现场紧急清洗不够彻底，则应进一步清洗。对气体或蒸气吸入中毒者，可给予吸氧。经口中毒者，应立即采用引吐、洗胃、导泄等措施。

3）解毒和排毒。对中毒患者应尽早使用有关的解毒、排毒药物，若毒物已造成组织严重的器质性损害时，其疗效有时会明显降低。必要时，可用透析疗法和换血疗法清除体内的毒物。

4）对症治疗。由于针对病因的特效解毒剂的种类有限，因而对症疗法在职业中毒的治疗中极为重要，主要目的在于保护体内重要器官的功能，解除病痛，促使患者早日康复，有时是为了挽救患者的生命，其治疗原则与内科处理类同。

（2）慢性职业中毒

早期常为轻度可逆性功能性病变，而继续接触则可演变成严重的器质性病变，应及早诊断和处理。中毒患者应脱离毒物接触，使用有关的特效解毒剂，如常用的金属络合剂。应针对慢性中毒的常见症状，如类神经症、精神症状、周围神经病变、白细胞降低、接触性皮炎以及慢性肝、肾病变等，进行相应的对症治疗。此外，适当的营养和休息也有助于患者的康复。

慢性中毒经治疗后，对患者应进行劳动能力鉴定，并作合理的工作安排。

46. 急性中毒的现场处理措施有哪些?

答：急性中毒病情发展很快，现场处理是对急性中毒者的第一步处理。

（1）切断毒源，包括关闭阀门，加隔板、停车、停止送气、堵塞漏气设备，使毒物不再继续侵入人体和扩散。逸散的毒气应尽快采取抽毒或排毒，引风吹散或中和等办法处理。如漏氯可用废氨水喷雾中和，使之生成氯化钠。

（2）搞清毒物种类、性质，采取相应保护措施。既要抢救别人，又要保护自己，莽撞的闯入中毒现场只能造成更大损伤。

（3）尽快使患者脱离中毒现场后，松开领扣、腰带、呼吸新鲜空气。迅速脱掉被污染的衣物，清水冲洗皮肤 15 min 以上，或用温水、肥皂水清洗、注意保暖。有条件的厂矿卫生所，应立即针对毒物性质给予解毒和驱毒剂，使进入体内的毒物尽快排出。

（4）发现病人呼吸困难或停止时，进行人工呼吸（氰化物类剧毒中毒时，禁止采用口对口人工呼吸法）。有条件的立即吸氧或加压给氧，针刺人中、百会、十宜等穴位，注射呼吸兴奋剂。

（5）心脏骤停者，立即进行胸外心脏按摩，心脏注射“三联针”。

（6）发生 3 人以上多人中毒事故，要注意分类。先重者后轻者，注意现场的抢救指挥，防止乱作一团。对危重者尽快地转送医疗单位急救，在转运途中注意观察呼吸、心跳、脉搏等变化，并重点而全面地向医生介绍中毒现场的情况，以利准确无误地制定急救方案。

◎提示

对急性中毒者应密切观察病情，有效的对症治疗，力争最佳的治疗效果，防止产生各种后遗症。

47. 什么是刺激性气体？

答：刺激性气体是化学工业中常遇到的有害的气体，它们大多是化学工业的重要原料、产品和副产品。多数具有腐蚀性，在生产过程中常因设备、管道被腐蚀而发生跑、冒、滴、漏现象。外逸的气体通过呼吸道进入人体可造成中毒事故，这种事故一旦发生，往往情况紧急，波及面广，危害较大。

◎提示

刺激性气体对机体作用的共性是对眼睛和呼吸道黏膜有刺激性，常以局部损害为主，但有时能引起全身反应。

48. 刺激性气体的种类有哪些？

答：（1）无机酸类，硫酸、硝酸、盐酸等。

（2）成酸氧化物，二氧化硫、三氧化硫、二氧化氮、铬酐等。

（3）成酸氢化物，氟化氢、氯化氢、溴化氢、硫化氢等。

（4）成碱氢化物，氨。

（5）卤族元素，氟、氯、溴、碘。

（6）卤烃，溴甲烷、二氯甲烷、二氯乙烷、二溴乙烷等。

（7）无机氯化物，二氯化矾、三氯化磷、五氯化磷、三氯氧磷、三氯化砷、三氯化锑、光气、四氯化硅等。

（8）醇类，氯乙醇、二氯乙醇等。

（9）醛类，甲醛、乙醛、丙烯醛等。

（10）有机酸类，甲酸、乙酸、丙烯酸、氯磺酸、苯二甲酸等。

（11）酯类，甲酸甲酯、乙酸乙酯、硫酸二甲酯、甲苯二异氰酸酯等。

(12) 醚类，乙醚、二氯乙醚。

(13) 胺类，乙二胺、丁胺、二乙烯三胺等。

(14) 有机氟类，有机氟塑料热解气、全氟异丁烯等。

(15) 环氧化物，环氧乙烷、环氧丙烷、环氧氯丙烷等。

(16) 其他，如汽油、磷化氢等。

49. 刺激性气体对人体的危害有哪些？

答：刺激性气体对人体的危害，临床上可分为急性和慢性，工业生产中以急性中毒较为常见。

(1) 急性中毒。眼及上呼吸道黏膜的刺激症状，喉头痉挛和水肿，化学性气管炎、支气管炎及肺炎，中毒性肺水肿，皮肤损害等，严重时可导致心肾损害。

(2) 慢性影响。长期接触低浓度的刺激性气体，可发生慢性结肠炎、鼻炎、支气管炎、牙齿酸蚀症，并可伴有神经衰弱综合征及消化道症状。有些刺激性气体还有致敏作用，如氯、二异氰酸甲苯酯可引起支气管哮喘，甲醛可致过敏性皮炎等。

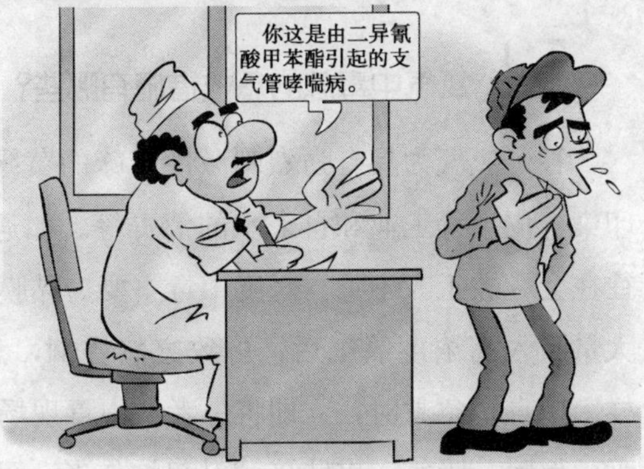
你这是由二异氰酸甲苯酯引起的支气管哮喘病。

◎**提示**

刺激性气体主要对呼吸道黏膜和肺组织产生刺激和灼烧作用，引起一系列变化，其中化学性肺水肿是对呼吸功能的严重损伤，发生中毒后现场抢救应注意预防和治疗肺水肿，防止继发性感染。

50. 氯气对人体的危害有哪些?

答：氯与呼吸道黏膜的水作用生成次氯酸和盐酸，次氯酸又可分解为盐酸及新生态的氧。盐酸对黏膜有较强的刺激烧伤作用和腐蚀作用，引起炎性水肿、充血和坏死。新生态氧对组织有强烈的氧化作用，并可能形成臭氧，对细胞产生原浆毒作用。接触低浓度的氯主要表现为眼及上呼吸道黏膜的刺激症状，如流泪、咽痛、干咳等。吸入高浓度的氯，可立即引起持续性呛咳、胸部紧迫感及呼吸不畅，可发展为肺水肿，也可以引起昏迷和休克，严重者可引起喉头、支气管痉挛和水肿，造成窒息。极高浓度的氯能引起反射性呼吸抑制，甚至发生反射性心跳停止，出现“电击样”死亡。

长期接触低浓度的氯气，可引起呼吸道、眼结膜及皮肤的刺激症状，慢性支气管炎、哮喘的发病率也较高，并可引起牙齿酸蚀症。

51. 氯气中毒总的急救措施有哪些?

答：氯气为具有强烈刺激性气味的黄绿色气体，广泛用于造纸、印染、皮革等工业和自来水的消毒等。如遇事故造成大量氯气外逸，往往会导致工人中毒。轻度中毒主要为黏膜刺激症状，重度中毒短时大量吸入高浓度氯气后，可致突然昏倒，意识丧失，即所谓“电击样”中毒，急救时，立即将患者从中毒现场移至空气新鲜处，保持安静、保暖、吸氧。皮肤接触引起灼伤者，可立即用3%氨水或2%～4%碳酸氢钠溶液洗涤，重者按一般灼伤处理。眼结膜炎，用2%碳酸氢钠溶液或生理盐水反复冲洗，然后涂入无菌油膏或考地松眼膏等。喉头、支气管痉挛者，立即静脉注射10%葡萄糖酸钙、非那根及氢化考地松等药物。也可雾化吸入2%～3%碳酸氢钠溶液，异丙基肾上腺素、普鲁卡因等。窒息时，立即切开气管，给予氧气吸入，也可将上述雾化药物由气管内滴入。中毒性肺水肿是急性氯中毒死亡的主要原因。因此，中毒后 24 h 内严密观察，以便有问题时能早期发现及时处理。

◎**提示**

现场急救应首先撤离现场，脱掉污染衣服，用肥皂和水冲洗皮肤，眼睛用清水或生理盐水冲洗。静卧保暖，呼吸困难或停止的患者应给予吸氧。

52. 氮氧化物对人体的危害有哪些?

答：氮氧化物难溶于水，因而容易通过上呼吸道进入深部的细支气管及肺泡内，逐渐与水作用形成硝酸及亚硝酸，对肺组织产生强烈的刺激与腐蚀作用，增加肺毛细血管的通透性，引起肺水肿。硝酸和亚硝酸被吸收入血后，与组织中的碱性物质作用可形成硝酸盐和亚硝酸盐。前者可引起血管扩张、血压下降，后者可使血红蛋白氧化为高铁血红蛋白，造成组织缺氧。

一次接触高浓度的氮氧化物后，初期仅有黏膜刺激症状，经 4～6 h 或更长时间的潜伏期后，可出现肺水肿。严重者可发生成人型呼吸窘迫综合征（ARDS），并可出现纵隔气肿、自发性气胸等合并症。生产场所有时可发生联合中毒，如炮烟含一氧化碳较多，其次为氮氧化物及其他气体，通风不畅可发生一氧化碳和氮氧化物联合中毒，应特别注意。

慢性作用主要表现为神经衰弱综合征及慢性上呼吸道或支气管炎症等。

◎**提示**

氮氧化物包括多种物质，有 N_2O、NO、N_2O_2、NO_2、N_2O_3、

N_2O_4、N_2O_5 等，除 NO_2 外，其余均不稳定，遇光、热即变成 NO_2，所以工业中接触的主要为 NO_2（NO_2 的毒性为 NO 的 2~5 倍）。

53. 氨对人体的危害有哪些?

答：氨对眼及上呼吸道黏膜有强烈的刺激性，接触后可有流泪、喷嚏、咽干、咳嗽和气急等症状。吸入高浓度氨可引起气管、支气管腐蚀溶解性坏死，造成皮肤黏膜灼伤、脱落及窒息，并发生喉痉挛、喉头水肿。吸入大量氨易发生中毒性肺炎和肺水肿，对中枢神经系统可产生抑制作用，导致昏迷或意识丧失，还可通过三叉神经末梢的反射作用而引起心脏停止搏动和呼吸停止。

氨和氨水是碱性物质，可使组织水解、蛋白质变质，从而破坏细胞结构使病变向纵深发展，造成眼结膜水肿、角膜溃疡、虹膜炎、晶体混浊、甚至结膜穿孔乃至失明。氨水亦可引起皮肤灼伤、溃疡等。

长期接触低浓度的氨，可引起鼻、咽、支气管的慢性炎症及发生哮喘。

◎提示

氨中毒的现场急救：首先将患者移到空气新鲜处，呼吸停止做人工呼吸（注意：发现有肺水肿者，不准做人工呼吸），呼吸困难应输氧，用大量水冲洗患处，但不能冲洗冻伤处，脱掉污染的衣服，迅速给予治疗护理。

54. 光气中毒及其防治原则有哪些?

答：（1）中毒症状与体征。

1）轻度中毒。咳嗽、气短、胸闷或胸痛，肺部有散在干啰音。

2）重度中毒。呛咳、有痰、呼吸困难、轻度紫绀、肺部有干性或局部湿啰音、肺水肿。

3）重度中毒。咳嗽、有白或粉色泡沫痰、呼吸窘迫、明显发绀、两肺有干湿啰音、肺水肿、血压下降、休克。

（2）急救策略。将患者移离毒区，用大量水冲洗眼睛和全身。

（3）医疗措施。保持呼吸道通常，支气管痉挛时给予氨茶碱 0.25 g，溶于 25％葡萄糖溶液 20 ml 静脉缓推，防止肺部继发感染，应用二联抗生素。

（4）预防措施。制造和使用光气，宜在密闭、隔离室内进行。做好生产场所的通风、废水的处理工作。排除含光气的废气宜用氨水或碱液喷淋，废水也可用碱性物质处理。光气泄漏时，微量的可用水蒸气冲散，较多时使用液氨喷雾解毒。

55. 氟化氢对人体的危害有哪些?

答：氟化氢为无色有刺激性的气体，极易溶于水而形成氢氟酸。无水氟化氢及 40％氢氟酸可发生烟雾，二者均具有强腐蚀性。氟化氢可用作制造各种无机和有机氟化物的原料，如制造冷冻剂氟利昂、有机氟塑料、杀虫剂等。它也用来腐蚀玻璃、雕刻金属。此外，电解法制氟、制铝以及电子工业、原子工业等领域都可接触到氟。

氢氟酸有强烈腐蚀性，渗透作用强，对组织蛋白有脱水及溶解作用，引起组织液化、坏死，形成溃疡。经皮肤黏膜吸收后可对全身产生毒作用，主要影响酶系统，如能抑制琥珀酸脱氢酶而影响细胞呼吸。形成氟化钙可使钙磷代谢紊乱，对骨骼和牙釉质造成损害。氟化氢对上呼吸道黏膜有损害作用，可表现为黏膜刺激症状，或出现鼻出血、嗅觉丧失、顽固性溃疡、甚至鼻中隔穿孔。高浓度吸入或灼伤后经皮肤吸收可引起窒息、中毒性肺炎、肺水肿。长期低浓度接触可引起牙齿及骨骼的损害。

◎提示

急性氟化氢中毒参照酸性、刺激性气体中毒处理，密切观察和防止喉头水肿及肺水肿的发生，并积极治疗低钙症。

56. 什么是窒息性气体？其毒作用特点有哪些？

答：窒息性气体是工农业生产中常见的有害气体，可分为单纯性和化学性两类。

单纯性（如氮气、甲烷、二氧化碳、水蒸气等）本身无毒性，但因它们在空气中含量高，使氧的相对含量大大降低，随之动脉血氧分压下降，导致机体缺氧。化学性（如一氧化碳、氰化物、硫化氢等）使氧的运送和组织以及用氧的功能发生障碍，造成全身组织缺氧。脑对缺氧最为敏感，所以窒息性气体中毒主要表现为中枢神经系统缺氧的一系列症状，如头晕、头痛、烦躁不安、定向力障碍、呕吐、嗜睡、昏迷、抽搐等。

◎提示

窒息性气体中毒临床表现以中枢神经系统缺氧症状为主，其治疗关键在于纠正缺氧，给予高压吸氧治疗，此外根据不同类型气体的致病性，宜选择相应的治疗物，如细胞色素 C、亚硝酸钠—硫代硫酸钠、美蓝等。

57. 如何预防窒息性气体对人体的危害？

答：应经常测定作业环境中窒息性气体浓度，防止维修管道漏气，产生窒息性气体的生产过程要密封并有通风设施，在较危险的区域安装自动报警仪。凡进入危险区工作时须戴防毒面具，操作后应立即离开，并适当休息。作业时最好多人同时工作，便于发生意外时自救、互救。

加强安全教育，普及预防窒息性气体中毒和急救知识，一旦发现中毒者应立即移到新鲜空气处，并注意给患者保暖，尽快送医院抢救。

◎**提示**

凡有明显神经系统、心血管系统疾病、严重贫血以及妊娠妇女、未成年儿童和老人均不宜进入有窒息性气体存在的作业环境。

58. 一氧化碳中毒及其防治原则有哪些?

答：(1) 中毒症状与体征。

1) 轻度中毒。剧烈的头痛、头晕、四肢无力、心跳、恶心、轻度至中度意识模糊，颜面桃红色。

2) 中度中毒。意识障碍表现为中度昏迷，抢救后恢复且无明显并发症。

3) 重度中毒。深昏迷，并有脑水肿、休克、肺水肿、呼吸衰竭、上消化道出血。

(2) 预防措施。提供良好的通风设备和供氧式呼吸器。加强设备、管线的安全护理。气体泄漏时，迅速撤离泄漏污染区人员至上风处，并隔离至气体散尽、火源被扑灭。

◎**提示**

现场急救的原则是立即将患者转移到空气新鲜处，发现患者呼吸困难时应做人工呼吸。

59. 氰化氢中毒及其防治原则有哪些?

答:(1)中毒症状与体征。

1)轻度中毒。眼及上呼吸道刺激症状，头痛、眩晕、胸闷、恶心无力等，呼出气中有苦杏仁味，可自行缓解。

2)中度中毒。恶心、呕吐、胸部有压迫感、呼吸急促、皮肤黏膜呈现红色或苍白。

3)重度中毒。意识丧失、乏力、强直性或阵发性惊厥，全身肌肉松弛，反射消失、呼吸及心脏可随时停止等。

(2)急救措施。将患者转移到空气新鲜处，脱掉受污染衣物，用清水和0.5%硫代硫酸钠冲洗受污染皮肤，经口中毒可用0.2%高锰酸钾、5%硫代硫酸钠或3%过氧化氢彻底洗胃，注意镇静、保暖及吸氧，亚硝酸异戊酯吸入及时注射35%亚硝酸钠10～15 ml，心跳及呼吸骤停应施行人工呼吸，直至送到医院。

(3)预防措施。遵守存储和运输易燃物质规则，储存与阴凉、干燥、有良好通风设备的地方，避免阳光直晒。应远离热源、火源、水和含水物质及其他禁忌物质。容器储藏不得超过90天。不要单独一人从事氰化氢操作。

60. 硫化氢中毒及其防治原则有哪些?

答:(1)硫化氢的中毒症状与体征。

1)轻度中毒。眼痛畏光、咳嗽、头痛、乏力、恶心、眼结膜充血、肺部有干性啰音。

2)中度中毒。轻度意识障碍、咳嗽、胸闷、视力模糊、结膜水肿、溃疡、肺部可听到啰音。

3）重度中毒。以中枢神经系统症状最为突出，表现为烦躁不安、抽搐、大小便失禁，迅速陷入昏迷状态。同时多伴有肺水肿，有的还可表现为心肌损害，患者有心悸、气急、胸闷等症状。心电图有心肌缺血表现，也可伴有各种类型的心律失常，少数病例心电图表现酷似急性心肌梗死，但其病程、预后、治疗与冠心病所致心肌梗死不同。抢救中应重视心脏监护。极重患者可发生“电击样”死亡。

（2）急救措施。迅速将患者移到空气新鲜处，心跳及呼吸停止者应立即施行人工呼吸和体外心脏挤压术，眼睛用生理盐水或1%～2%碳酸氢钠溶液冲洗。留取血、尿标本供硫酸盐、硫化高铁血红蛋白测定，以明确病因。

（3）预防措施。可能产生硫化氢的设施和环境应密闭，生产场所要有通风排毒装置。在矿坑、井底、阴沟、蓄粪池、纸浆槽、鱼舱室等工作场所作业时，应先通风排气或工作人员戴供氧防毒面具工作，同时身上要系救护带，危险区外要有人监护。

◎提示

2002年11月某企业发生了一起重大事故，在中毒现场抢救的过程中，先后有18人中毒，4人死亡，罪魁祸首就是硫化氢。

61. 甲烷中毒及其防治原则有哪些？

答：甲烷为无色、无臭、无味的气体，易燃，微溶于水，溶于乙醇、乙醚。它常是煤矿爆炸的原因（瓦斯爆炸），自燃极限5%～15%（体积分数），爆炸极限5.3%～14%（体积分数）。甲烷主要用于制造乙炔、氢气、合成氨及制备炭黑、硝基甲烷、一氯甲烷、二氯甲烷、三氯甲烷、二硫化碳、四氯化碳、氢氰酸等。甲烷是天然气、沼气和油田气的主要成分，为煤矿内的废气，通风不良或忽略防护可致中毒和瓦斯爆炸事故。

甲烷中毒主要是缺氧表现。轻者为头痛、头晕、乏力、呼吸加速、心率加快、注意力不集中等症状，脱离接触，呼吸新鲜空气后症状可迅速消失。严重者可表现烦躁、心悸、胸闷、呼吸困难、意识障碍、共济失调、昏迷，若不及时脱离现场接触，可窒息死亡。皮肤接触含甲烷的液化气可引起局部冻伤。

甲烷中毒者应迅速脱离现场，呼吸新鲜空气或吸氧，中毒者应选用高压氧治疗。呼吸、心跳停止时，应立即给予复苏。对症处理时，要注意防治脑水肿。忌用抑制呼吸中枢的药物，如吗啡等。

生产过程应严格遵守操作规程，防止发生意外事故。矿井应加强安全通风和瓦斯浓度的定期检查制度。进入下水道、沼气池等有可能产生甲烷的工作场所时，应经充分通风并有专人监护方可进入。

62. 苯胺中毒的急救原则有哪些?

答：发现苯胺中毒时应迅速脱离现场，皮肤污染时，脱去污染衣服，用温肥皂水仔细洗净皮肤。高铁血红蛋白量在30%以下时，只需脱离中毒环境，服维生素C和含糖饮料，安静休息；高铁血红蛋白量达到30%～50%时，用维生素C 1～2 g加50%葡萄糖20 ml缓慢静脉注射，约1 h后发绀可渐退，必要时2～4 h重复注射一次，观察24～48 h，美蓝用量不易过大。对气急者应及时给予吸氧，并对症处理。

◎**提示**

中毒者的护理注意事项有两点，一是饮食应多样化，主食不宜过精；二是注意冷暖，防止各种感染。

63. 苯乙烯对人体的危害有哪些？

答：苯乙烯属低毒类，主要为刺激作用和中等度的麻醉作用。此外，因其化学结构及在动物体内的代谢方式与氯乙烯相似，故对其致突变、致畸及致癌问题正日益引起人们的重视。

（1）急性中毒。车间空气中的浓度达 250 mg/m^3 时，即可嗅到其气味；在 3 400 mg/m^3 的浓度下，可立即引起眼及呼吸道黏膜的刺激症状，如眼部刺痛、流泪、结膜充血、流涕、喷嚏、咳嗽等。严重者可有眩晕、步态蹒跚，眼部受到苯乙烯液体污染可致灼伤。

（2）慢性影响。主要表现为视神经衰弱综合征、恶心、食欲减退，以及对皮肤黏膜的刺激作用等。

◎提示

苯乙烯在常温下为无色、具有芳香气味的液体。水溶性极小，易溶于有机溶剂。主要用于制造聚苯乙烯的单体，与丁二烯制成丁苯橡胶的原料。

64. 什么是三硝基甲苯中毒？如何防治？

答：三硝基甲苯有 6 种同分异构体，通常所指的是 2，4，6—三硝基甲苯，简称 TNT，为无色或淡黄色单斜形结晶。本品极难溶于水，易溶于丙酮、苯、醋酸甲酯、甲苯、三氯甲烷（氯仿）、乙醚，突然受热容易爆炸。三硝基甲苯作为炸药，广泛应用于国防、采矿、开凿隧道，在粉碎、过筛、配料、包装生产过程可产生粉尘及蒸气。

在生产条件下，急性 TNT 中毒很少见到，接触高浓度 TNT 粉尘或蒸气，可引起急性中毒，轻度中毒时，患者可有头晕、头痛、恶心、呕吐、食欲不振、上腹部及右侧肋部痛，口唇呈蓝紫色，发绀可扩展到鼻尖，耳壳、指（趾）端。重度者，除上述症状加重以外，尚有神志不清，呼吸浅表、频速，偶有惊厥，甚至大小便失禁，瞳孔散大，对光反应消失，角膜及腱反射消失，严重者可因呼吸麻痹而死亡。

慢性 TNT 中毒的主要表现如下：

(1) 中毒性肝损伤。患者出现乏力、食欲减退、恶心、肝区疼痛，与传染性肝炎相似。体检见肝肿大，大多肋下 1.0～1.5 cm 有压痛、叩痛，多数无黄疸，随着病情进展肝质地由软变韧，可发现脾肿大，严重者可导致肝硬化。

(2) 中毒性白内障。中毒性白内障在 TNT 中毒患者中是常见而且具有特征性的体征，一般于接触 2～3 年发病。初始时晶体周边部呈环形混浊，视力不受影响。进一步发展可在晶体中央部出现环形或盘状混浊，视力明显减退。中毒性白内障可伴有肝肿大，但亦可在无肝损伤情况下单独存在。

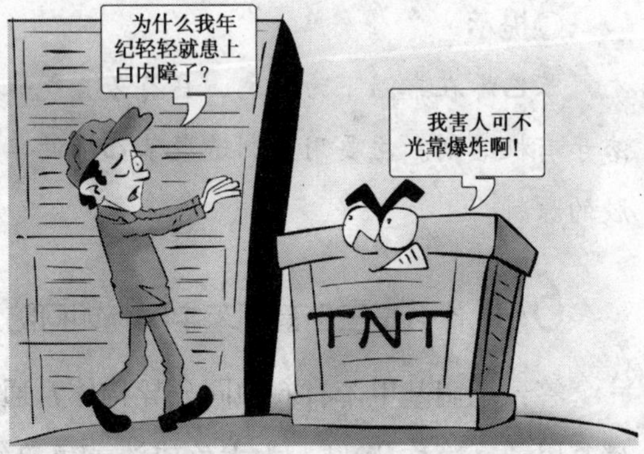
为什么我年纪轻轻就患上白内障了？
我害人可不光靠爆炸啊！
TNT

(3) 血液改变。TNT 可引起血红蛋白、中性粒细胞及血小板减少，可引起贫血，出现赫恩小体。严重者可发生再生障碍性贫血，但在目前生产条件下，很少发生血液方面的改变。

(4) 其他。长期接触 TNT 的工人，神经衰弱综合征发生率较高，可伴有自主神经功能紊乱。部分人可出现心肌及肾损害，尿蛋白含量及某些酶生成量增高。

一旦诊断为 TNT 中毒者即应调离 TNT 作业，给予及时处理，如适当休息、增加营养、对症处理等。预防 TNT 中毒应注意如下几个方面：

（1）降低作业环境中 TNT 粉尘及蒸气浓度。加强密闭通风，进行隔离操作。矿山爆破后，应通风一定时间，待粉尘降低后才可进入操作。

（2）加强个人防护和个人卫生。工作时要穿“三紧”工作服（袖口、领口、袜口三紧），工作后彻底淋浴。可用 10%亚硫酸钾肥皂洗浴、洗手，该品遇三硝基甲苯变为红色，将红色全部洗净，表示皮肤污染已去除。也可用浸出 9∶1 的乙醇、氢氧化钠溶液的棉球擦手，如不出现黄色，则表示三硝基甲苯污染已清除。

◎提示

TNT 的职业禁忌证包括：乙型病毒性肝炎表面抗原携带者、各种肝病疾患、各种血液病、各种原因的晶状体混浊或白内障、严重的全身性皮肤病。

65. 硝基苯对人体的危害有哪些？

答：硝基苯又名苦杏仁油，为无色或微黄色油状液体。工业中，硝基苯为染料、香料、炸药等有机合成最重要的中间体之一。本品能大量通过呼吸道和皮肤吸收，主要毒作用是引起高铁血红蛋白症。

急性硝基苯中毒主要是发生高铁血红蛋白血症，患者有头痛、头昏、乏力、皮肤黏膜发绀、手指麻木等症状。严重中毒时，患者可出现胸闷、心悸、呼吸困难，甚至发生心律紊乱、昏迷、抽搐、呼吸麻痹，有时可发生溶血性贫血、黄疸、肝脏肿大、压痛、肝功能损坏等。

慢性中毒者可有神经系统功能性改变，如头痛、头昏、乏力、失眠、多梦、记忆力减退等，慢性溶血时可出现贫血、黄疸。硝基苯还可引起中毒性肝炎。

66. 什么是高分子化合物?

答：高分子化合物实际上就是相对分子质量大的化合物，凡是相对分子质量高达数千至数百万，由很多个原子以共价键相互连接而成的物质，都属于高分子化合物，它们都是由许多结构相同的单体经聚合或缩合而成的大分子物质，如聚乙烯塑料是由许多乙烯单体聚合而成，酚醛树脂是由苯酚与甲醛缩聚而成。

高分子化合物有许多优异性能，如高强度、耐腐蚀、绝缘性能好、质量轻、成品无毒或毒性小等，因而广泛应用于工农业、国防工业、医药和生活用品等方面。

◎提示

生产高分子化合物的基本原料有煤焦油、天然气和石油裂解气等。以石油裂解气应用最多，主要有不饱和烯烃和芳香烃类化合物（如乙烯、丙烯、丁二烯、苯、甲苯、二甲苯等）。生产中常用的单体多为不饱和烯烃、芳香烃及其卤代化合物、氰类、二醇和二胺类化合物，这些化合物多数对人健康有不利影响。

67. 高分子化合物对人体的危害有哪些?

答：高分子化合物的成品毒性很小，对人体基本无危害，它的毒性主要取决于所含游离单体的种类、量及所用添加剂的毒性。如酚醛树脂遇热可游离出甲醛和苯酚，从而对皮肤具有原发刺激作用。塑料中的稳定剂有机锡、铅盐等，环氧树脂的固化剂乙二胺，合成橡胶的引发剂偶氮二异丁腈等，均对人体有危害。此外，添加剂与高分子化合物的内部成分逐步游离至表面，通过污染食品、水或与皮肤接触，也可引起危害。

◎提示

高分子化合物本身对人无毒或毒性很小，但高分子化合物的粉尘，如聚氯乙烯粉尘，吸入后可致肺轻度纤维化。某些高分子化合物粉尘可致上呼吸道黏膜刺激性症状。酚醛树脂、环氧树脂等对皮肤有原发性刺激或致敏作用。

68. 二异氰酸甲苯酯中毒有何表现？怎样防治？

答：二异氰酸甲苯酯（TDI）属低毒类，工人在生产过程中主要经呼吸道吸收，对人体呼吸道、皮肤、眼结膜均有刺激作用，常引起支气管炎和支气管哮喘。

预防二异氰酸甲苯酯中毒应采取以下措施：

（1）用沸点较高、蒸气压较低的异氰酸酯取代二异氰酸甲苯酯，如用二苯亚甲基二异氰酸酯（MDI）或亚萘基二异氰酸酯（NDI）等取代二异氰酸甲苯酯。

（2）加强密闭通风，控制车间空气中 TDI 的浓度，使其不得超过 0.2 mg/m^3。在喷涂操作时，应使用送风式面罩，供应新鲜空气。

（3）加强个人防护，防止皮肤接触及原液溅入眼内。

◎提示

有慢性气管炎、肺部疾病、过敏史者，不得从事能接触 TDI 的作业。

69. 氯乙烯进入机体的途径和其对机体的影响有哪些？

答：氯乙烯可经呼吸道、消化道、皮肤进入机体，由于在生产环境中氯乙烯多以蒸气状态存在，所以呼吸道是主要侵入途径，部分还可经皮肤及胃肠道吸收。

氯乙烯中毒的表现分为急性中毒和慢性影响：

（1）急性中毒。主要表现为麻醉作用。轻度中毒时，发生眩晕、头痛、恶心、胸闷、嗜睡、步态蹒跚等。严重中毒时，意识不清或呈昏睡状，甚至可发生死亡。皮肤接触氯乙烯液体，由于其沸点低（—13.9℃），可发生冻伤，接触部位麻木，随之出现红斑、浮肿以致局部坏死等。眼部接触氯乙烯可有明显的刺激作用，严重时可引起角膜混浊。

（2）慢性影响。主要表现为神经衰弱综合征，四肢末端麻木，感觉渐退。清釜工可有瘙痒、灼伤感、手掌或足底发热等，有时有眼球震颤、抑郁和定向障碍等。对消化系统方面影响主要有食欲减退、恶心、腹胀等，严重者有肝脏肿大、肝功异常等。老工人（工龄 15 年以上者）甚至可发生肝血管肉瘤、肢端溶骨症等。造血系统方面影响主要有贫血和溶血倾向，嗜酸性粒细胞有升高趋势，可有凝血障碍。患者皮肤出现干燥、皲裂、丘疹、粉刺或手掌皮肤角化及指甲变薄等，少数人可有脱发。部分氯乙烯制造与加工工人可发生湿疹样皮炎或过敏性皮炎。

70. 丙烯腈对人体的危害有哪些?

答：丙烯腈可经呼吸道、皮肤和胃肠道进入机体，属高毒类，毒作用与氢氰酸相似。人对丙烯腈较敏感，在 300～500 mg/m^3 浓度条件下 5～10 min，可出现上呼吸道黏膜刺激症状；在 30～220 mg/m^3 浓度条件下 20～40 min，除会出现黏膜刺激症状外，还可出现头部钝痛、胸闷、兴奋和恐惧感、皮肤发痒等症状。

◎**提示**

丙烯腈进入机体可释放氰根，氰根可抑制细胞色素氧化酶（高铁型），造成组织缺氧，同时丙烯腈对呼吸中枢还有直接麻醉作用。

71. 如何预防丙烯腈中毒?

答：（1）合成丙烯腈的车间，应尽可能采用露天框架式建筑，以便于毒物扩散稀释，其在车间空气中的浓度不得超过 2 mg/m^3。

（2）清釜前必须充分排气，排出残留的毒物。

（3）检修时应戴送风式防毒面具或活性炭滤过式防毒面具，但滤料应定期更换。

（4）防止皮肤污染，被污染的皮肤应及时用清水和肥皂清洗。

◎**提示**

有心血管系统和神经系统器质性疾病及肝、肾疾病者不得从事有丙烯腈环境的生产作业。

72. 含氟塑料中毒的处理原则有哪些?

答：除一般急救处理外，热裂解气中毒应着重针对肺水肿及呼吸功能衰竭，采取综合抢救措施。

（1）患者应绝对卧床休息，早期给氧、镇静、保暖、退热等对症处理及支持疗法。

（2）为预防肺水肿，宜早期应用足量糖皮质激素、盐酸异丙嗪、葡萄糖酸钙等，以减少肺毛细血管通透性。肺水肿控制后继续应用小剂量激素，以控制肺纤维化。

（3）保持呼吸道通畅。发生呼吸功能衰竭时，宜作气管插管或气管切开，应用辅助呼吸、氧帐给氧，严禁高压给氧。

(4) 出现中毒性心肌病及肾病变时，按常规予以处理。

◎提示

高分子化合物烟雾热患者，一般给予对症处理及卧床休息即可。

73. 含氟塑料中毒的预防原则有哪些？

答：(1) 经常检修设备，防止跑、冒、滴、漏。裂解残液应经无害化处理，绝对禁止随意排流、放空，防止其中气相部分污染环境。

(2) 严格掌握聚合物烧结温度，经常检修调温仪表，绝对防止超过380℃。

(3) 烧结炉一般应与操作室隔开，并安装排气设备，以防止取样时热解气外逸。

(4) 注意个人卫生，严禁工作时吸烟，因香烟燃烧温度可达700℃以上，曾有因吸沾染含氟塑料的香烟，从而导致聚合物烟雾热反复发作的报告。

◎提示

有明显呼吸和心血管系统疾患及肝、肾病患者，禁止从事有含氟塑料的作业。

74. 有机溶剂对人体健康的影响有哪些？

答：有机溶剂对人体健康影响表现在如下几个方面：

(1) 皮肤。由有机溶剂所致的职业性皮炎，约占总患病数的20%。有机溶剂几乎全部都能使皮肤脱脂或使脂质溶解而成为原发性皮肤刺激物。典型溶剂皮炎具有急性刺激性皮炎的特征，如红斑和水肿，亦可见慢性裂纹性湿疹。有少数工业溶剂能引起过敏性接触性皮炎，个别有机溶剂甚至能引起严重的剥脱性皮炎（如三氯乙烯）。

（2）中枢神经系统。易挥发的脂溶性有机溶剂几乎全部能引起中枢神经系统的抑制，多属非特异性的抑制或全身麻醉。有机溶剂的脂溶性与麻醉力密切相关，麻醉力又与化学物结构有关。急性有机溶剂中毒时出现的中枢神经系统抑制症状与酒精中毒相似，可表现为头痛、恶心、呕吐、眩晕、步态不稳、语言不清、倦怠、嗜睡、衰弱、易激怒、神经过敏、抑郁、定向力障碍、意识错乱或丧失，以至死于呼吸抑制。上述急性影响可带来继发性危害，如意外事故增加等。有机溶剂慢性接触可导致慢性神经行为障碍，如性格或情感改变（抑郁、焦虑）、智力功能失调（短期记忆丧失、注意力不集中）等，还可能因小脑受累导致前庭—动眼失调。此外，有时接触低浓度溶剂蒸气后，虽前庭试验正常，但仍出现眩晕、恶心和衰弱，称为获得性有机溶剂超耐量综合征。

（3）周围神经和脑神经。有机溶剂可引起周围神经损害，但仅有少数溶剂对周围神经系统呈特异毒性。例如二硫化碳、正己烷及甲基正—丁酮能使远端轴突受累，引起两侧对称感觉运动神经的混合损害，主要表现为：手套、袜子样分布的肢端末梢神经炎，感觉异常及衰弱感，有时见疼痛和肌肉抽搐，远端反射则多呈抑制。三氯乙烯能引起三叉神经麻痹，多限于三叉神经支配区域的感觉功能丧失。

（4）呼吸系统。有机溶剂对呼吸道均有一定刺激作用，高浓度的醇、酮和醛类还会使蛋白变性。溶剂引起呼吸道刺激的部位通常在上呼吸道，接触溶解度高、刺激性强的溶剂，如甲醛类尤其如此。超量接触溶解度低、刺激性较弱的有机溶剂，常在呼吸道深部溶解，可引起急性肺水肿。长期接触刺激性较强的有机溶剂还可致慢性支气管炎。

（5）心脏。有机溶剂对心脏的主要影响是心肌对内源性肾上腺素敏感性增强。曾有报道，健康工人过量接触工业有机溶剂后会发生心律不齐（如发生心室颤动），可致猝死。

（6）肝脏。在接触剂量大、接触时间长的情况下，任何有机溶剂均可导致肝细胞损害。其中一些具有卤素或硝基取代的有机溶剂，对肝毒性尤其明显。

（7）肾脏。四氯化碳急性中毒时，可出现肾小管坏死性急性肾衰竭。多种有机溶剂或混合有机溶剂慢性接触可导致肾小管功能不全，出现蛋白尿、尿酶尿。有机溶剂接触还可能与原发性肾小球性肾炎有关。

（8）血液。苯可损害造血系统，导致白细胞和全血细胞减少症，以致再生障碍性贫血。

（9）致癌。在常用的有机溶剂中，苯是被确认的人类致癌物质，可引起急性或慢性白血病。

（10）生殖系统。大多数的有机溶剂容易通过胎盘脂质屏障，还可进入睾丸。有些有机溶剂（如二硫化碳）对女性生殖功能和胎儿的神经系统发育均有影响。

75. 苯对人体的危害有哪些?

答：短时间大量吸入苯可造成急性轻度中毒，表现为头痛、头晕、咳嗽、胸闷、兴奋、步态蹒跚。此时如继续吸入则可发展为重度急性中毒，病人会出现神志模糊、血压下降、肌肉震颤、呼吸浅快、脉搏快而弱。抢救及时经数小时或数天可恢复健康，但不及时或严重者也可因呼吸中枢麻痹而死亡。

长期低浓度接触苯可发生慢性中毒，症状逐渐出现，以血液系统和神经衰弱征为主，表现为血白细胞、血小板和红细胞减少，头晕，头痛，记忆力下降，失眠等。严重者可发生再生障碍性贫血，甚至白血病、死亡。

职业性急性苯中毒是劳动者在职业活动中，短期内吸入大剂量苯蒸气所引起的以中枢神经系统抑制为主要表现的全身性疾病；职业性慢性苯中毒是指劳动者在职业活动中较长期接触苯蒸气引起的以造血系统损害为主要表现的全身性疾病。

◎提示

甲苯引起的急性中毒主要表现为中枢神经系统的麻醉作用和植物神经功能紊乱症状，以及黏膜刺激症状，重者甚至出现抽搐、神志不清，有的可出现癔病样症状。慢性中毒常出现神经衰弱综合征，亦可至脑病及肝肾损害，女工可有月经异常。甲苯对血液系统的作用不明显。

76. 甲醇中毒的表现有哪些？

答：（1）潜伏期。一般为 8～36 h，亦有 1～4 日发病者。若同时饮酒，潜伏期可更长，此期内仅有轻度黏膜刺激症状及口内发苦。

（2）神经系统症状。急性甲醇中毒的主要症状，表现有头痛、眩晕、失眠、乏力、酒醉状态等。严重者可致脑水肿，出现意识模糊、谵妄、昏迷等，可因中枢神经系统严重损害和呼吸衰竭而死亡。少数病例可出现精神症状，如多疑、恐惧、狂躁、幻视、幻听等，亦可致多发性周围神经炎及坐骨神经痛。

（3）视力症状。常为较早出现的症状，有眼球疼痛、畏光、视力减退，眼前出现跳动黑点、飞雪或闪光感，可有复视，重度患者可双目失明。检查可见瞳孔扩大或缩小，光反应迟钝或消失，眼球压痛，视网膜充血、出血水肿及视神经炎、视神经萎缩等。少数病例在急性期眼部症状不明显，全身症状改善后，才显示出眼部症状和体征，故及时彻底治疗非常重要。

（4）酸中毒。为急性中毒的重要临床表现之一。二氧化碳结合力多有降低，常在 4.0 kPa 以下，并伴有酸中毒症状。较严重者可出现深而快的呼吸。

（5）其他。消化系统症状，如恶心、呕吐、上腹部疼痛。亦可引起心脏、肝脏病变。口服中毒后可并发急性胰腺炎。

◎提示

对长期接触者，应定期体检，包括眼底检查，系统的动态观察至为重要。

77. 四氯化碳中毒的预防措施有哪些?

答：生产设备应严格密闭，生产场所充分通风，避免四氯化碳火焰接触。进入高浓度四氯化碳的环境时，必须戴滤过式或供氧式面具，穿工作服和戴手套。使用四氯化碳灭火机，应戴供氧式防毒面具，并防止发生光气的危险。禁用四氯化碳洗手和洗涤工作服。清洗设备零件时，应采用相应的防护措施。

对接触四氯化碳的工人应普及预防知识，宣传禁酒，制定工人就业前及工作后定期健康检查制度。

◎提示

四氯化碳还可能导致重症神经衰弱、肝病、肾病、心肌炎、慢性支气管炎、支气管扩张、严重皮肤病等疾病。

78. 二硫化碳的接触机会有哪些？其表现有哪些?

答：（1）接触机会

1）人造（粘胶）纤维和包装用的玻璃纸制造业。人造纤维的原料有二硫化碳，全部生产过程均释放二硫化碳和硫化氢。

2）生产中用二硫化碳作矿石浮洗剂、油脂溶剂和化工原料。

3）在自然界中煤焦油和石油，可含少量二硫化碳。

（2）二硫化碳中毒的表现

1）急性中毒。仅见于生产事故时，轻者为酒醉样表现，有眩晕、头痛、恶心、步态蹒跚及精神症状，重者开始呈兴奋状态，可出现谵妄，随后表现意识丧失，痉挛性震颤，直至呼吸循环衰竭。

2）慢性中毒。常见有神经衰弱综合征，如头晕、头痛、失眠、乏力、记忆力减退、心悸、手足多汗、血压波动等。中毒性多发性神经炎较多见，早期表现为感觉障碍、四肢麻木，病人常诉有呈“手套”或“袜套”样分布的皮肤感觉异常表现，随后有肌张力减退，偶伴有沿神经干通路的肌肉疼痛等。经神经电生理学检查，可见神经传导速度减慢。

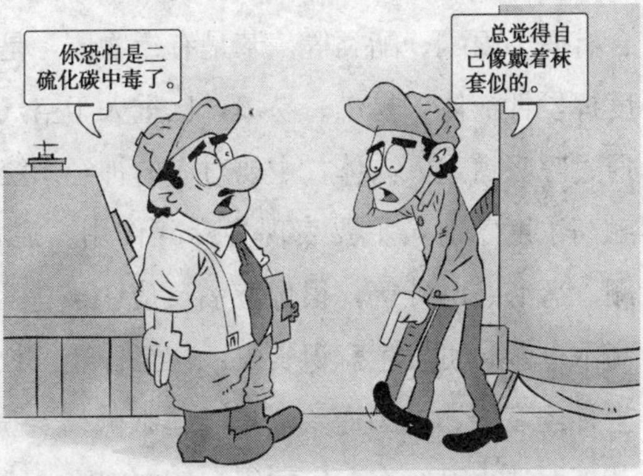
你恐怕是二
硫化碳中毒了。
总觉得自
己像戴着袜
套似的。

◎提示

二硫化碳对皮肤和黏膜有刺激作用，可引起疼痛、充血、红斑和大疱形成。

79. 二氧化硫急性中毒的表现有哪些？

答：（1）轻度中毒。眼和上呼吸道有明显刺激，肺部有干性啰音，皮肤和角膜可引起损伤。

（2）中度中毒。咳嗽剧烈、肺部有干性啰音。

（3）重度中毒。咳粉红色泡沫痰、气急、胸闷、心悸、明显发绀，两肺部满干湿啰音，会发生肺水肿或立即引起反射性声门痉挛而窒息。

◎**提示**

二氧化硫急性中毒的急救措施是立即把患者转移到空气新鲜处，用3%碳酸氢钠溶液冲洗眼和漱口，用肥皂水清洗身体污染部位，若有发绀缺氧现象，立即输氧。

80.“香蕉水”有毒吗？

答：“香蕉水”的主要成分是苯，约占有成分的50%～55%，还含有醇、丙酮、酯类等。苯是有毒物质，是无色透明具有芳香味的高度挥发性液体，易燃、易爆，比重大于空气，生产中主要以蒸气形态通过呼吸道进入人体，主要对人的神经系统、造血系统有损害。在接触高浓度苯时，主要表现为麻醉作用，症状有头痛、头晕、步态蹒跚、恶心、呕吐等，很像醉酒反应，被称为“苯醉”。如果继续吸入高浓度苯，可发生意识丧失，甚至昏迷。长期接触一定量的苯，可发生神经衰弱，如头痛、头晕、睡眠障碍、疲乏无力、记忆力减退等。苯还对造血系统有一定危害，使白细胞、血小板减少，甚至全血细胞减少，造成再生障碍性贫血。因此说，“香蕉水”是有毒的。

81.喷漆工人如何防职业病？

答：喷漆是由各种漆、有机溶剂和稀释剂配制而成。喷漆的有机溶剂多用“三苯”（即苯、甲苯、二甲苯的混合物），在喷漆及干燥过程中，有机溶剂可随漆雾或自行挥发而逸入空气，污染环境。

“三苯”中苯对人体的危害最大，长期在超过标准浓度的环境下工作，可发生慢性中毒，主要损害造血系统。甲苯和二甲苯是苯的同系物，对中枢神经系统及上呼吸道有不良作用。此外，工业用甲苯及二甲苯常混杂有少量苯，故也难以完全排除对造血系统的损害。因此，应加强对喷漆工作人员的劳动保护，严格执行操作规程，定期通风，配置防尘除雾设备，工作时要戴防护口罩，并应定期体检。

82. 胶黏剂引起职业中毒的特点有哪些？

答：胶黏剂引起的职业中毒有两个特点：广泛性和严重性。广泛性体现在职业中毒涉及使用胶黏剂的各个行业，如制鞋、家具制造、玩具制造、皮革、制衣、箱包、包装、涂料、防水工程、机械等领域。从发病的严重性看，急性中毒起病急，甚至能引起死亡。因作业现场有害物浓度严重超标而致劳动者中毒，造成这种现象除了胶黏作业缺乏必需的防护设施、工人盲目无知外，使用的胶黏剂中，苯、甲苯或者正己烷含量非常高是根本原因。

83. 汽油对人体的危害有哪些？

答：(1) 急性中毒。

1）轻症。出现麻醉症状，表现为兴奋、精神恍惚、酒醉样、步态不稳、震颤，可有癔病样发作，并有头晕、恶心、呕吐，黏膜刺激症状，如流泪、结膜充血、咳嗽等。

2）重症。吸入高浓度汽油后，可很快出现昏迷、抽搐、肌肉痉挛、谵妄、瞳孔散大、对光反射迟钝或消失。严重病例可留有癫痫、视神经炎、多发性神经炎等后遗症。

(2) 慢性中毒。汽油慢性中毒主要表现为中枢及植物神经功能紊乱，头晕、头痛、失眠、恶梦、乏力、记忆力减退等神经衰弱综合征，肌无力、震颤、手足麻木、血压忽高忽低、易兴奋、喜怒无常，兴奋和抑制状态无规律地出现，有的可出现癔病样症状，称“汽油性癔病”。

◎**提示**

患有精神病、末梢神经病、过敏性皮炎者及孕妇，不宜从事接触高浓度汽油的工作。

84. 汽油中毒的防治措施有哪些?

答：(1) 慢性中毒根据病情进行综合对症治疗，处理方法同神经科治疗方法。

(2) 急性轻度中毒应迅速脱离现场，呼吸新鲜空气，进行对症治疗。重症患者按一般麻醉性气体中毒的急救原则进行处理，注意防止肺水肿的发生。

(3) 吸入性肺炎除按照一般肺炎处理外，应使用抗生素预防继发感染。

(4) 汽油中毒预防同一般有机溶剂的预防措施。应改革生产工艺，使工作人员不接触或少接触汽油。工作场所应装设局部或全面通风排毒装置。对掺有四乙铅或甲醇的汽油，应有明显标志（如加入特殊颜色），以提醒使用人员注意。禁止用口吸油管，设置并推广使用吸注器。在特殊高浓度环境下工作，应戴装活性炭滤料的个人防毒口罩。制定工人就业前及工作后定期体检制度。

◎**提示**

妇女对汽油敏感，除上述神经系统症状外，还可出现月经异常、周期紊乱等。

85. 农药分哪几类?

答:(1) 按用途分类，有杀虫剂、杀螨剂、杀菌剂、杀线虫剂、杀软体动物剂、杀鼠剂、除草剂、脱叶剂、植物生长调节剂等。

(2) 按化学结构分类，有有机农药如有机磷、有机汞、有机砷、有机氮等，无机农药如硫合剂、波尔多液以及铜剂、砷剂等。

86. 抢救农药中毒的原则有哪些?

答:(1) 使患者迅速离开现场，彻底去除毒物，脱去被污染的衣服，反复彻底用温水清洗皮肤。口服中毒者应及时进行催吐、洗胃、导泻，防止继续吸收。

(2) 尽快排出已吸收的农药，主要方法有给氧、输液、透析等。

(3) 正确运用解毒药物，积极进行解毒治疗。

(4) 积极进行对症治疗，例如治疗脑水肿、肺水肿、中毒性心肌炎、中毒性肝病等。

◎提示

农药中毒按原因可以分为生产性和生活性农药中毒。生产性农药中毒包括生产、运输、销售、使用等过程中引起的中毒。生活性农药中毒包括误服、误用、服毒自杀、滥用农药、灭虱，以及长期食用残留量较高或受污染的食品或饮用农药污染的水质。

87. 抢救农药中毒时，怎样清洗皮肤?

答:早期彻底清洗皮肤是抢救农药中毒的重要措施之一。为了争取时间，可先用大量清水冲洗，直至身上的农药气味消失为止。最好用温水，但忌用热水，以免引起皮肤血管扩张，促进农药吸收。条件许可时，可根据农药的品种采用不同的液体冲洗，例如有机磷农药污染皮肤可用5%小苏打水或肥皂水冲洗（敌百虫中毒除外）；磷化锌污染皮肤可用1%～2%的硫酸铜溶液冲洗，然后再用水冲洗，但应注意破损处禁用硫酸铜。冲洗皮肤要特别注意清洗毛发、指甲、肘窝、腋窝等皮肤褶皱处，必要时需剪掉毛发、指甲后再彻底冲洗。以苯和煤油为溶剂的农药（如乐果、DDT 等），在冲洗后应保持皮肤干燥。如果眼睛被农药污染，可先用生理盐水或清水彻底冲洗15～30 min，再滴抗生素眼药水和0.5%～2%可的松眼药水，疼痛剧烈者可滴1%的卡因止痛。刺激性较强的农药，要涂抗生素眼膏，并用玻璃棒松解结膜囊，以防止眼球粘连。

88. 抢救农药中毒时，怎样进行催吐？

答：催吐只能用于清醒的病人，昏迷时禁用，以免引起吸入性肺炎。催吐方法可依具体情况而定。

（1）机械催吐法。先让病人饮 200～300 ml 水，然后让患者用自己的手指或棉棒、压舌板、干净的鸡毛等刺激咽部，以引起呕吐。用此法反复催吐几次，直至吐出物为清水为止。

（2）药物催吐法。常用硫酸铜作催吐剂。具体用法是：取硫酸铜0.3～0.5 g 溶于 100～200 ml 清水中，令患者多次饮下，每次一匙，引起呕吐，如 15～30 min 仍无呕吐，可再取硫酸铜 0.2 g，溶于 100 ml 水中慢慢饮用。若仍无呕吐，可放弃此法，另选药物。

◎提示

用浓食盐水和淡肥皂水催吐，亦能收到很好的效果。

89. 有机磷类农药中毒有哪些表现？

答：有机磷类农药中毒的表现如下：

（1）急性中毒。其潜伏期长短取决于中毒途径，药物的毒性、剂量及机体健康状况等。农田喷洒农药中毒者，多在农药侵入人体后2～6 h 发病。一般发病越早，病情越重。

1）毒蕈碱样症状。早期就可出现，主要表现为食欲减退、恶心、呕吐、腹痛、腹泻、多汗、流涎、视物模糊、瞳孔缩小、支气管痉挛、呼吸道分泌增多。严重时会出现呼吸困难、肺水肿、大小便失禁等症状。

2）烟碱样症状。患者出现全身紧束感、动作不灵活、发音含糊、胸部压迫感等，进而可有肌肉震颤、痉挛，多见于胸部、上肢和面颈部，严重时因呼吸肌麻痹而死亡。

3）中枢神经系统症状。常见有头痛、头晕、倦怠、失眠或嗜睡、多梦，严重时可出现烦躁不安、意识模糊、惊厥、昏迷等，甚至出现呼吸中枢麻痹而危及生命。

有机磷农药急性中毒后，通常不留后遗症，也可能后遗部分症状如头晕、乏力、下肢无力、心悸等，数周后多能恢复。

（2）慢性中毒。多见于农药厂工人，由于长期少量接触有机磷农药，胆碱酯酶活力明显降低，但症状一般较轻。主要有类神经症，部分患者出现毒蕈碱样症状，偶有肌束颤动、瞳孔缩小，少数会出现有屈光不正、视野缩小、色觉障碍及神经—肌电图和脑电图异常。

（3）致敏作用和皮肤损害。有些有机磷农药具致敏作用，可引起支气管哮喘、接触性皮炎或过敏性皮炎。

◎提示

急性有机磷农药中毒应立即使患者脱离中毒现场，清除毒物，然后迅速给予解毒药物，并按内科处理原则及时对症治疗。慢性中毒者一般使其脱离接触后，采用对症和支持疗法。

90. 有机氯农药中毒有哪些表现?

答：(1) 急性中毒。生产条件下急性中毒少见，误服或其他原因经胃肠道侵入会发生明显的中毒症状。主要是药物侵犯神经系统，表现为头痛、头昏、恶心、呕吐、全身无力、四肢酸痛、腹痛、精神不安、平衡障碍、共济失调、对外界刺激易兴奋等症状。滴滴涕中毒症状常表现为震颤、痉挛和手的不全麻痹；六六六中毒患者以阵挛性、强直性抽搐症状表现为主，严重的可见虚脱死亡。中毒病程中可有中枢性发热及肝、肾损害，尿中出现蛋白、管型细胞和红细胞。

(2) 慢性中毒。有机氯有明显的蓄积作用，其特点为肝脏损害。临床表现为头痛、头昏、失眠、恶心、食欲不振、肝肿大、肝区疼痛、肝功能异常等。

接触六六六的局部皮肤和黏膜都可以发生刺激反应，如皮肤发痒、发红、肿或有丘疹、起疱等接触性皮炎症状，黏膜受刺激则有流泪、流涕、咳嗽、眼部肿痛、结膜充血等。这类症状多发生于新工人及初次接触者，尤以夏季为常见，停止接触后多能自行消退。

◎提示

有机氯中毒现尚无特殊解毒剂，以对症治疗为主。急性中毒时应立即使患者脱离中毒场所，脱去污染衣服，用肥皂和清水洗皮肤。经口中毒时，宜用2%碳酸氢钠溶液洗胃或催吐，给予硫酸镁 30 g 导泻，禁用油类导泻剂，以免加速吸收。

91. 拟除虫菊酯类农药中毒有哪些表现？其急救措施有哪些?

答：拟除虫菊酯类杀虫剂是仿效天然除虫菊化学结构的合成农药，其分子由菊酸和醇两部分组成。现我国使用的有二十几种，如氯菊酯、杀虫菊酯、溴氰菊酯、甲醚菊酯。本类农药绝大多数为黏稠油状液体，呈黄色或黄褐色，也有少数为白色结晶（如溴氰菊酯），易溶解于多种有机溶剂，难溶于水，大多不易挥发，在酸性溶液中稳定，遇碱则易分解失效。

常用的拟除虫菊酯毒性一般为中等毒或低毒，可经皮肤、呼吸道吸收。其中毒表现如下：

（1）急性中毒。职业性拟除虫菊酯中毒常是经皮肤吸收和呼吸道吸入引起的，主要表现为皮肤、黏膜刺激和全身症状。

1）皮肤和黏膜刺激。多在接触后4～6 h出现，表现为流泪、眼痛、畏光、眼睑红肿、球结膜充血和眼球水肿等。有的患者还可有呼吸道刺激症状，面部皮肤或其他暴露部位瘙痒感，并有蚁走、烧灼或紧麻感，亦可有粟粒样丘疹或疱疹。

2）全身症状。有头晕、头痛、恶心、食欲不振、乏力等，并可出现流涎、多汗、胸闷、精神萎靡等。较重者可出现呕吐、烦躁、视物模糊、四肢肌束颤动等，有些患者可有瞳孔缩小，但程度较急性有机磷农药中毒表现症状较轻，部分患者体温轻度升高。严重中毒者可因呼吸、循环衰竭而死亡。

（2）变态反应。除皮炎外，溴氰菊酯还可引起类似枯草热的症状，也可诱发过敏性哮喘。

该农药中毒者应立即脱离现场，有皮肤污染者应立即用肥皂水或清水彻底冲洗，必要时可给予对症治疗。急性中毒以对症治疗为主，重度中毒者应加强支持疗法。轻度中毒多于1周内恢复，治愈后可从事原工作。重度中毒者根据病情安排休息，治愈后可从事正常工作，但应调离拟除虫菊酯作业。

◎**提示**

拟除虫菊酯作业者应做就业前体检，常年作业人员每年体检一次，季节作业人员，作业结束后体检一次。凡患者有周围及中枢神经系统器质性疾病、暴露部位的慢性皮肤病或有严重过敏性皮肤病史者不宜从事接触拟除虫菊酯作业。

92. 氨基甲酸酯类农药中毒有哪些表现？

答：氨基甲酯类农药一般易分解，在环境中残留时间短、速效，对人畜毒性较有机磷农药低。该类农药可经皮肤、呼吸道和消化道吸收，在体内代谢迅速。

该类农药的职业性接触发病潜伏期一般为 2～4 h，临床表现与有机磷农药中毒相似，尤以毒蕈碱样症状较为明显。一般病情较轻，恢复较快，血液胆碱酯酶活性呈轻度降低。但重症患者也可发生肺水肿、脑水肿、昏迷及呼吸抑制等症状而危及生命，此主要见于大量经口中毒者。有些品种，如残杀威、燕麦灵，可引起接触性皮炎。

◎**提示**

该农药的皮肤污染宜用肥皂和温水清洗，口服者应及时彻底洗胃。

93. 杀虫脒中毒的表现有哪些？

答：杀虫脒是广谱杀虫（杀螨）剂，有基质型和盐酸盐型两种制剂。杀虫脒基质为白色结晶，具有氨样气味。微溶于水，能溶于苯、氯仿、已烷，在弱酸、弱碱中，易水解，在强酸中，较稳定。其加工剂主要为乳油。杀虫脒盐酸纯品为白色结晶，易溶于水，可制成水剂、可溶性粉剂、颗粒剂、粉剂等。

杀虫脒可经消化道、呼吸道和皮肤吸收，在体内主要分布于肝、肾及脂肪组织。杀虫脒中毒开始时，先有头昏、头痛、乏力、口干、心慌、恶心等不适感，以后出现厌食、嗜睡（昏睡）、出血性膀胱炎、血压下降、紫绀、精神委靡、神志恍惚等症状。重症呈深度昏迷、四肢或全身癔病样抽搐、面色苍白、瞳孔散大、呼吸表浅、反射消失，可由于呼吸或循环衰竭而致死。中毒表现可能与代谢产物对氯邻甲苯胺的作用有关，尿中可检出杀虫脒和对氯邻甲苯胺。

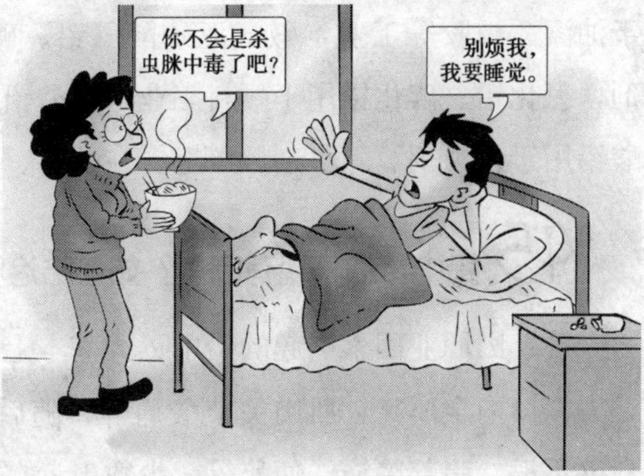

◎**提示**

杀虫脒中毒急救时，应使病人离开生产场所，脱去被污染的衣服，将皮肤洗净，治疗以对症疗法为主，可给予维生素 B_1、维生素 C、葡萄糖液或葡萄糖液生理盐水静脉滴注。

94. 职业性铅接触的机会主要有哪些？

答：工业上所用的铅约 40％为金属铅，35％为铅化合物，25％为合金铅。

（1）接触金属铅的工业及工种有：铅矿开采、金属冶炼、熔铅、锉模成型；印刷业的浇版、铸字；化工、机械工业中制造铅丝、铅箔、铅管及铅槽的使用；造船工业中熔割、剖铲、电焊、铆钉；电缆制造；无线电、罐头等的小焊锡，均接触铅尘、铅烟或蒸气。

（2）接触铅化合物的工业及工种有：铅的氧化物，常用于制造蓄电池、玻璃、搪瓷、景泰蓝、铅丹、铅白（碱式碳酸铅）、油漆、颜料、釉料、防锈剂、橡胶硫化剂等。铅的其他化合物如醋酸铅用于制药、化工工业，铬酸铅用于油漆、颜料及搪瓷工业，硫化铅、铅白用于油漆、橡胶等工业，碱式亚磷酸氢铅、碱式硫酸铅用作塑料稳定剂，氯化铅、碘化铅用于颜料工业，硅酸铅用于玻璃、陶瓷工业，砷酸铅用于杀虫剂、除草剂。以上多在配料、拌粉等工种接触铅尘。

95. 铅中毒的表现有哪些？如何防治？

答：因职业因素引起的铅中毒，基本上都是慢性中毒。早期常感乏力、口内金属味、肌肉关节酸痛等，随后可出现神经衰弱综合征、食欲不振、腹部隐痛、便秘等。少数患者在牙龈边缘可有蓝黑色“铅线”。随着铅作业工龄的增加及病情的进展，可累及身体多个系统。

（1）神经系统。主要表现为神经衰弱综合征、末梢神经炎、严重者可出现铅中毒性脑病。铅对周围神经的损害分运动型、感觉型、混合型 3 种。以运动功能受损较明显，如肌运动无力，“铅瘫痪”或“垂腕”，后两种情况现已少见。感觉功能受损主要表现为外周前感觉神经传导速度减慢，有肌纤维震颤波，运动单位数目减少等。铅中毒性脑病极为罕见，属于中枢神经系统广泛弥漫性器质性病变，可见精神障碍、恶梦、剧烈头痛、癫痫样发作及意识障碍等脑损害症状。

（2）消化系统。主要表现为口中金属甜味、食欲不振、恶心、腹胀、腹部隐痛、便秘或腹泻。腹绞痛见于中度及重度病例，表现为突发性剧烈绞痛，每次持续数分钟甚至数小时，部位常在脐周，喜按，无固定压痛点，一般止痛药不易缓解。

（3）造血系统。主要表现为轻度贫血，呈低色素性正常细胞型贫血。

（4）其他。铅中毒可出现肾脏损害，少数较重患者可出现蛋白尿，尿中有红细胞、管型。铅能否导致心血管疾病，尚有争议，个别铅中毒病人有血压升高现象。

预防铅中毒关键在于使车间空气中铅的浓度达到卫生标准的要求，应采取如下措施：用无毒或低毒代替铅，如印刷用锌代替铅制版，用钛白代替铅白制油漆等。改革工艺，使生产过程机械化、自动化、密闭化，减少手工操作，如用机械化浇铸代替手工，熔铅炉使用感应电加热炉控制温度，安装吸尘排气罩，回收净化铅尘等。

铅作业的工人应穿工作服、戴过滤式防烟尘口罩，严禁在车间进食，饭前应洗手，下班应淋浴，坚持湿式清扫。定期监测车间空气中铅的浓度、检修设备。定期进行健康检查。患有神经系统疾病，贫血，高血压，肝、肾疾病的人不宜从事铅作业，怀孕及哺乳期的妇女应暂时调离铅作业。

铅中毒的治疗方法有驱铅疗法和对症疗法两种。前者采用依地酸二钠钙及二巯基丁二酸钠等金属络合剂驱铅，后者根据病情采用支持疗法。

◎提示

女性铅中毒患者可有月经异常、流产或早产。孕妇或乳妇中毒时，铅可通过胎盘或乳汁导致胎儿或婴儿铅中毒。

96. 如何预防汞中毒？

答：（1）从根本上杜绝汞的危害。用无毒或低毒物质代替汞，如温度计、流量计的制造用真空冷灌法代替热灌法。用硅整流器代替汞整流器，用电子仪表代替汞仪表等。

（2）加强通风排毒设施。根据工业性质的不同，采用通风橱、排气罩等装置。由于汞蒸气较重，宜用下方排气法，排出的废气应经过氯化或碘化活性炭处理，以免污染环境。

(3) 防止汞的二次污染，车间、地面、墙壁、天花板、工作台面，宜用光滑、不吸汞材料建造，建筑物表面可涂过氯乙烯漆，以减少汞蒸气的渗透和吸附，而且便于清洗。地面及工作台面要有一定的倾斜度，在低的一侧设立流入的吸集器，防止汞蒸发，定期收集。

(4) 降低车间空气中汞的浓度（车间空气中金属汞的最高容许浓度为 0.01 mg/m^3，升汞为 0.1 mg/m^3）。

(5) 落实卫生保健措施。首先加强个人防护、提倡戴防毒口罩或活性炭口罩，其次，做好就业前体检工作。

◎提示

口腔疾患、明显肝肾疾病、精神病、严重神经衰弱者，均不宜从事汞作业。可疑中毒者及妊娠期、哺乳期妇女，应暂时调离汞作业。

97. 镉中毒对人体的影响有哪些?

答：(1) 急性中毒。吸入高浓度的镉烟或镉尘，主要损害呼吸系统，产生急性气管、支气管炎，严重者可引起支气管肺炎和肺水肿，于 3～7 天内死亡。未死亡者可遗留严重的肺通气功能障碍。

口服镉化合物引起的急性中毒，以消化道症状为突出表现。一般经 15 min 至数小时的潜伏期后出现恶心、呕吐、腹痛、腹泻，重者可有大汗、虚脱、肌痛等症状。由于镉有催吐作用，故很少发生死亡。

(2) 慢性中毒。慢性低浓度接触镉主要变现为肾脏和肺的损害，其他可有嗅觉丧失、骨质疏松、镉性黄齿、贫血等症状。

1) 肾脏损害。主要损害肾近曲小管，这种损害的早期标志有尿的低分子蛋白、溶菌酶、某些氨基酸（如瓜氨酸、精氨酸等）的排出增加。此外有报告显示可引起肾小球的功能损害，使肾小球的滤过率降低和通透性增加。

2）肺脏损害。通常发生于肾脏损害之后，大多数病例进展缓慢，主要表现为渐进性的肺通气功能障碍，容易继发肺部感染。后期可发展为肺气肿、肺心病。

3）嗅觉丧失。为慢性镉中毒的另一常见症状，可高达66%。检查可见鼻黏膜萎缩、溃疡，但部分病人鼻黏膜可无任何病变，故有人认为嗅觉丧失是嗅觉中枢受损所致。

4）镉性黄齿。接触镉的工人在牙齿颈部可逐渐出现黄染或黄环，这种发现是特异性的。其形成是镉的局部作用还是镉吸收后在牙齿的沉积，或者其他原因，尚不清楚。

5）骨质疏松。表现为骨痛和骨软化症。

6）贫血。多为轻度低色素性贫血。

◎提示

预防镉中毒重点是在焊接和切割含镉金属以及产生氧化镉烟的场所，要加强局部通风和个人防护。生物检测应注意早期检测尿蛋白质，防止肾损伤。

98. 砷中毒的表现有哪些？如何防治？

答：（1）急性中毒。主要表现为呼吸道及神经系统症状，胃肠症状轻且发生较晚。表现有咳嗽、胸痛、呼吸困难、头痛、头晕、乏力、烦躁不安、痉挛，甚至昏迷。亦可伴有羞明、流泪、咽干、恶心、呕吐、腹痛、腹泻、皮炎等。严重时，可因呼吸和血管舒缩中枢麻痹而死亡。三氧化二砷可致声门水肿窒息导致死亡。呕吐物及尿便可沉淀大量砷化物。

（2）慢性职业性中毒。多发生于长期吸入含砷化合物的粉尘或气体的工人，表现为全身衰弱、消瘦。除有神经衰弱综合征、感觉型或运动型多发神经炎之外，还可有胃肠炎、中毒性肝炎、贫血乃至全血细胞减少。眼及上呼吸道刺激症状有鼻炎、鼻衄、鼻中隔穿孔、喉炎、支气管炎。皮肤黏膜病变有皮肤色素沉着、角化过度或丘疹、水疱、脓疱、疣状增生、不易愈合的溃疡等症状。指甲可见白色横纹（米氏线）。尿砷、发砷及指甲含砷量增高。

急性砷吸入中毒应尽快脱离现场，经口中毒者应尽早催吐并用温开水、生理盐水或1%碳酸氢钠液洗胃。洗胃后可口服或经胃管给予新制备的氢氧化铁解毒剂（12%硫酸亚铁溶液与20%氧化镁混悬液，在临用前等量混合配制），10 min一次，直至呕吐停止，以期与砷形成不溶性的砷酸铁。此后可给予活性炭或鸡蛋清（至少4个）、牛奶注入胃内以保护胃黏膜。然后再给予硫酸钠20～30 g导泻，以促进毒物排出。

慢性中毒时应使患者暂时脱离原作业环境，防止毒物继续进入体内，并积极治疗。

第5章 物理因素职业病及其防护

99. 什么是高温作业？它的类型有哪几种？

答：高温作业是指在高温、高湿或强热辐射条件下进行的作业，通常分为3种类型。

（1）高温、热辐射作业。这些生产场所的气象特点是气温高、热辐射强度大，而相对湿度较低，形成干热环境。如冶金工业的炼焦、炼铁、轧钢等车间；机械制造工业的铸造、锻造、热处理等车间；搪瓷、玻璃、砖瓦等工业的窑炉车间；火力发电厂和锅炉房等。

（2）高温、高湿作业。这种场所的气象特点是气温、湿度高，而热辐射强度不大。主要是由于生产过程中产生大量水蒸气或生产上要求车间内保持较高的相对湿度所致。如印染、缫丝、造纸等工业中液体加热或蒸煮时，车间气温可达35℃以上，相对湿度常高达90％以上。潮湿的矿井内气温可达30℃以上，相对湿度达95％以上，如通风不良就会形成高温、高湿和低气流的气象条件，即湿热环境。

（3）夏季露天作业。夏季在农田劳动、建筑、搬运等露天作业中，除受太阳的辐射作用外，还接受被加热的地面和周围物体放出的辐射热。露天作业中的热辐射虽然强度较低，但其作业的持续时间较长，加之中午前后气温升高，形成高温、热辐射的作业环境。

100. 什么是中暑？它的类型有哪些？

答：中暑是高温环境下发生的一类疾病的总称。中暑的发生与周围环境温度有密切关系，一般当气温超过人体表面温度时，即有发生中暑的可能。但高温不是唯一的致病因素，生产场所的其他气象条件，如湿度、气流和热辐射也与中暑有直接关系。空气湿度大、风速低和有强烈热辐射，均可促进中暑发生。而在相同条件下，劳动强度、持续时间、劳动休息制度、个人健康状况也促进中暑的发生。

中暑按发病机理可分为热射病、日射病、热衰竭和热痉挛 4 种类型。

（1）热射病。是由于机体产热和受热超过散热，引起体内蓄热，使体温调节功能发生障碍，体温升高引起的。发病前常感觉头痛、头昏、全身乏力、恶心、呕吐等。热射病一般发病急骤，突然昏迷，开始大量出汗，后期出现“无汗”，体温可达 40℃以上，皮肤干热发红，此病是中暑中较常见的一种，也是最严重的一种，如果抢救不及时，很容易引起死亡。

（2）日射病。多发生于夏季露天作业或有强烈热辐射的高温车间，是由于太阳或热辐射作用于无防护的头部，使颅内组织受热引起脑膜及脑组织充血水肿。其症状为头痛、头晕、眼花、耳鸣、恶心、呕吐、兴奋不安或意识丧失，体温可不升高或略有升高。

（3）热衰竭。又称热晕厥或热虚脱，一般认为是由于周围毛细血管的扩张及大量失水造成循环血量减少，脑部供血不足所致，表现为头晕、头痛、恶心、呕吐、面色苍白、皮肤湿冷、多汗，体温一般不升高，脉搏细弱，严重者会发生晕厥。

（4）热痉挛。高温作业时，由于大量出汗，引起缺水、缺盐而发生肌肉痉挛、疼痛。痉挛常发生在四肢、咀嚼肌及腹肌等经常活动的肌肉，尤以腓肠肌为最多。患者神志清醒，体温正常，发作时影响工作。

实际上在发生中暑的过程中，以上 4 种类型难以明显区分开。

◎**提示**

发生中暑时，应将中暑者撤离高温作业环境，到通风良好、阴凉的地点静卧休息，给予十滴水、藿香正气水、含盐清凉饮料等饮用。严重者一定要送医疗单位抢救。

101. 可采取的防暑降温措施有哪些?

答：防暑降温应从改进生产工艺过程入手，采用先进技术，实行机械化和自动化生产，从根本上改善劳动条件，减少或避免工人在高温或强热辐射环境下劳动，同时也减轻了劳动强度，如冶金车间的自动投料、自动出渣、运渣，制砖场的自动生产线等。

在进行工艺设计时，应设法将热源合理布置，将其放在车间外面或远离工人操作地点。对于采用热压为主的自然通风，热源应布置在天窗下面。采用穿堂风通风的厂房，应将热源放在主导风的下风侧，使进入厂房的空气先经过工人的操作地带，然后经过热源位置排出。

隔热是减少热辐射的一种简便有效方法。对于现有设备中不能移动的热源和工艺要求不能远离操作带的热源，应设法采用隔热措施，如利用流动水吸走热量，是吸收炉口辐射热较理想的方法，可采用循环水炉门、瀑布水幕、水箱、钢板流水等。也可利用导热系数小、导热性能差的材料，如炉渣、草灰、硅藻土、石棉、玻璃纤维等，制成隔热板或直接包裹在炉壁和管道外侧，达到隔热的目的。缺乏水源的工厂以及小型企业和乡镇企业，更适合于采用这种隔热方式。

通风是改善作业环境最常用的方法。通风有自然通风和机械通风。自然通风是利用车间内外的热压和风压，使室内外空气进行交换。但是高温车间仅靠这种方式是不够的。在散热量大，热源分散的高温车间，一小时内需换气 30～50 次以上，才能使余热及时排出，因此，必须把进风口和排风口安排得十分合理，使其发挥最大的效能。在自然通风不能满足降温需要或生产上要求保持一定的温湿度的情况下，则需要采用机械通风。机械通风常用的有风扇、喷雾、管道送风等，在风机上安装喷雾装置，喷出的雾滴能起到较好的蒸发降温和吸收辐射热的作用。在有强辐射热和生产工艺要求保持稳定条件的工作地点，如炼钢、电子、精密加工等行业，应采用岗位送风。

◎**提示**

防暑降温的有效措施有改进生产工艺、隔热、通风。

102. 预防中暑的方法有哪些？

答：预防中暑的方法：

（1）在高温环境下从事体力劳动的工人，在劳动前和劳动期间应注意休息、饮水、每日摄盐 15 g 左右。

（2）除了在热适应的头几天外，过量的盐负荷是有害的，因为这样会导致钾丢失。

（3）气温特高时，可更改作息时间，早出工、晚收工而延长午休时间，以免因出汗过多，血容量减少而影响散热。

（4）在工作现场要增加通风降温设备。随着工农业的现代化、笨重的体力劳动相应减少，防护设备亦日趋完善，这将更有利于中暑的预防。

103. 什么是低温作业？容易引发冻伤的作业有哪些？

答：低温作业是指在寒冷季节从事室外及室内无采暖措施的作业，或在冷藏设备的低温条件下以及在极区的作业。低温是一种不良气象条件，在此环境中，机体散热加快，引起身体各系统一系列生理变化，可以造成局部性或全身性损伤，如冻伤或冻僵，甚至引起死亡。

我国东北、华北及西北部分地区属于寒区。其气候特点是气温低、寒期长、温差大、寒潮多，雪期长、积雪深，结冻期长、冻土层厚。在这些地区遇到严寒强风潮湿条件，从事露天作业以及工艺上要求低温环境车间，尤其是衣服潮湿、饥饿时易发生冻伤。容易发生冻伤的作业有以下几种类型：

（1）冬季在寒冷地区或极区从事露天或野外作业，如建筑、装卸、农业、渔业、地质勘探、野外考察研究等，以及在室内因条件限制或其他原因而无采暖措施的作业。

（2）在人工低温环境中工作，如储存肉类的冷库和酿造业的地窖等，这类低温作业的特点是没有季节性。

（3）在暴风雪中迷途、过度疲劳、船舶遇难、飞机迫降等意外事故。

（4）寒冷天气中进行战争或训练。

（5）人工冷却剂的储存、运输和使用过程中发生意外。

104. 低温作业对人体的影响有哪些？

答：低温作业对人体的影响表现在如下几个方面：

（1）体温调节。寒冷刺激皮肤引起皮肤血管收缩，使得身体散热减少，同时内脏血流量增加，代谢加强，肌肉产生剧烈收缩使产热增加，以保持正常体温。如果在低温环境中时间过长，超过了人体的适应和耐受能力，体温调节发生障碍，当直肠温

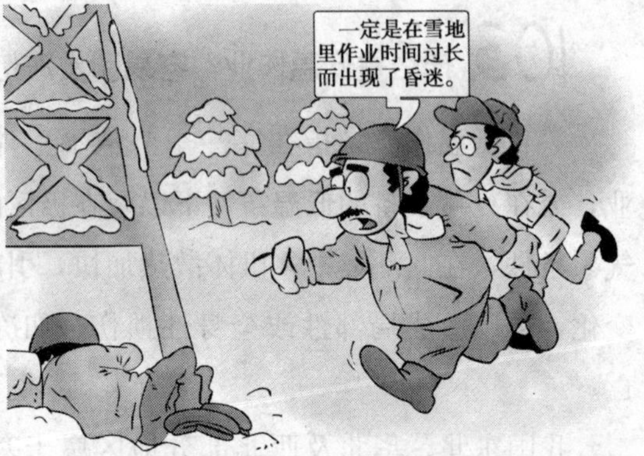

度降为 30℃时，即出现昏迷。一般认为体温降至 26℃以下极易引起死亡。

（2）中枢神经系统。在低温条件下，脑内高能磷酸化合物的代谢降低。此时可出现神经兴奋性与传导能力减弱，出现痛觉迟钝和嗜睡状态。

（3）心血管系统。低温作用初期，心输出量增加，后期则心率减慢、心输出量减少。长时间处在低温作用下，可导致循环血量、白细胞和血小板减少，从而引起凝血时间延长、并出现血糖降低。寒冷和潮湿能引起血管长时间痉挛，致使血管营养和代谢发生障碍，加之血管内血流缓慢，易形成血栓。

（4）其他部位。如果较长时间处于低温环境中，由于神经系统兴奋性降低，神经传导减慢，可造成感觉迟钝、肢体麻木、反应速度和灵活性减低，活动能力减弱。最先影响手足，可使作业能力受到不同程度的影响，由于动作能力降低，操作差错率和生产的产品废品率增加。在低温下人体其他部位也发生相应变化，如呼吸减慢，血液黏稠度逐渐增加，胃肠蠕动减慢等。由于过冷，致使全身免疫力和抵抗力降低，易患感冒、肺炎、肾炎等疾病，同时还可引起肌肉痛、神经

痛、腰痛、关节炎等。

◎**提示**

低温作业可对人体的多个系统造成影响，如中枢神经系统、心血管系统、体温调节系统、呼吸系统等。

105. 冻伤是怎样发生的?

答：身体局部的冷损伤称为冻伤。冻伤是由于受低温作用，使局部皮肤和组织温度下降明显，组织胶质结构破坏或细胞胶体发生变化，出现暗紫色缺氧、浮肿、麻木、疼痛或失去知觉。冻伤好发部位是手、足、耳、鼻以及面颊等部位。一般在−10℃以下的温度会导致局部组织过冷，当湿度或气流速度较大时，发生冻伤的温度可能还要高一些。冻伤通常分为 3 度：一度冻伤为局部出现红肿；二度冻伤局部会出现水疱及周围红肿；三度冻伤表现为局部组织坏死、脱落，严重者可以影响整个肢体并引起坏疽。

冻僵是全身性冷损伤的结果。冻僵不一定需要极低的温度，尤其是体弱、营养不良、过度劳累等情况，在寒冷季节室温较低时即可发生。如果在低温环境中时间较长，机体散热过多，体温下降到 30℃时，即可出现感觉迟钝，肌肉张力减退、麻痹、失去痛觉，进一步发展则意识不清或发生幻觉、瞳孔散大、脉搏细弱，呈假死状态。直肠温度在 30℃时的假死经抢救可以恢复。

◎**提示**

在低温环境工作应注意对容易发生冻伤的手、足、耳、鼻及面颊等部位的保暖。

106. 防止冻伤发生的常规措施有哪些?

答：防止冻伤的常规措施有如下几种：

（1）做好采暖和保暖工作。应当按照国家有关规定，在工作场所设置必要的采暖设备，冬季室内作业车间温度最好不低于 15℃。露天作业，应在工作地点附近设立取暖室，以供工人轮流休息和取暖之用。

（2）注意个人防护。在低温环境中工作，应穿导热性小、吸湿性强的防寒服装、鞋靴、手套、帽子等。在潮湿环境下劳动时，应穿戴橡胶长靴或橡胶围裙等防湿用品。工作前后涂搽防护油膏也有一定保护作用。必须使低温作业工人在就业时掌握防寒知识，养成良好的卫生习惯。

（3）卫生保健措施。加强耐寒锻炼，能够提高肌体对低温的适应能力，是防止低温危害的有效方法之一。因此，经常冷水浴或冷水擦身，较短时间的寒冷刺激结合体育锻炼，均可提高对寒冷的适应。低温作业工人应增加进食脂肪、蛋白质和维生素的食物，以提供较多的能量和提高对寒冷的耐受性。建立合理的劳动制度，尽量避免在低温环境中一次停留时间过长或在没有特殊防护的情况下，在低温环境中睡眠。对于低温作业人员应定期体检，年老、体弱及有心血管、肝、肾等疾病患者，应避免从事低温作业。

◎提示

防止低温冻伤的措施有做好采暖和保暖措施，注意个人防护及卫生保健。

107. 高气压下作业对人体的影响有哪些？

答：一般情况下人体习惯居住地区的大气压，同一地区的气压变动较小，对正常人无不良影响，但人们有时需要在异常气压下工作，如在高压下的潜水或潜涵作业，低气压下的高空或高原作业。此时气压与正常气压相差甚远，如不注意防护可影响人体健康。

高气压下进行的作业，有潜水作业和潜涵作业。潜水作业一般用于水下施工、打捞沉船等作业。潜水员每下沉 10 m，可增加 1 标准大气压（1 标准大气压＝0.1 MPa），称附加压。潜水员在水下工作，需穿特制的潜水服，下潜和上升到水面时随时调节压缩空气的阀门。潜涵作业是在地下水位以下深处或在沉降于水下的潜涵内进行的作业，如建桥墩时，所采用的潜涵逐渐下沉，到一定深度，为排出潜涵内的水，需用与水下的压力相等或大于水下压力的高气压通入，以保证水不致进入潜涵。

健康人能耐受 3～4 标准大气压，若超过此限度，则可对机体产生影响。在加压过程中，由于外耳道的压力较大，使鼓膜向内凹陷产生内耳充满塞感、耳鸣及头晕等症状，甚至可压破鼓膜。在高气压下，则可发生神经系统和循环系统功能性改变。在 7 标准大气压以下时，高的氧分压引起心脏收缩节律和外周血流速度减慢。7 标准大气压以上时，主要为氮的麻醉作用，如酒醉样、意识模糊、幻觉等，还会引起血管运动中枢的刺激，引起心脏活动增加、血压升高以及血流速度加快等症状。

108. 什么是减压病？如何防治？

答：减压病是在高气压下工作一定时间后，转向正常压力时，因减压过速、降压幅度过大所引起的一种疾病。此时人体的组织和血管中产生气泡，导致血液循环障碍和组织损伤。

急性减压病大多在数小时内发病，减压越快症状出现越早，病理变化也越重。出现较早、较多的症状为皮肤奇痒，并有灼热感、青紫，呈大理石样斑纹，可发生浮肿或皮下气肿。由于神经受损、血管痉挛局部缺氧、肌肉痉挛、骨关节损伤，可能引起疼痛和肌肉酸痛。如有大量气体在肺小动脉及毛细血管内，可引起肺水肿。如脑血管被气管栓塞可有头痛、头晕、呕吐、运动失调、昏迷、偏瘫等症状。视觉和听觉器官受损时可发生眼球震颤、失明、复视、听力减退、内耳眩晕综合征。

减压病的防治原则：对减压病的唯一根治手段是消除气泡，及时加压治疗。患者需在特殊的高压氧仓内，按规定逐渐减压，待症状消失后出舱。

为了防止减压病的发生，首先，必须对潜水人员进行安全教育，使其了解发病的原因及预防措施，同时严格遵守潜水作业规程。其次，必须从技术上做到潜水技术保证、潜水供气保证和潜水医务保证三者密切协调配合，严格遵守潜水作业制度。同时进行技术革新，如建桥墩时采用管柱钻孔法代替潜涵，使工人可以在江面上工作而不必进入高压环境。再次，预防减压病的保健措施也很重要，工作前防止过劳、严禁饮酒、加强营养。工作时注意防寒、防潮。工作后进热饮料，洗热水澡等。潜水员在就业前、下潜前要定期进行体格检查。

◎提示

减压病的职业禁忌证有听觉器官、心血管系统、呼吸系统及神经系统疾病。此外，重病后体弱者、嗜酒者、肥胖者也不易从事此项工作。

109. 什么是低气压作业？低气压对人体的影响有哪些？

答：高空、高原和高山均属于低气压环境。高山与高原是指海拔在 3 000 m 以上的地点，海拔越高，氧分压越低。在低气压下工作，还会遇到强烈的紫外线和红外线、日温差大、温湿度低、气候多变等不利条件。

在高原低氧环境下，人体为保持正常活动和进行作业，首先发生功能的适应性变化，逐渐过渡到稳定地适应，约需 1～3 个月。人对缺氧的适应个体差异很大，一般在海拔 3 000 m 以内，能较快适应；3 000 m 以上，部分人需较长时间适应。

低气压对人体的影响，主要是人体对缺氧的适应性及其影响，特别是呼吸和循环系统受到的影响更为明显。在高原地区，大气中氧气随高度的增加而减少，直接影响肺泡气体交换、血液携氧和结合氧在体内释放的速度，使机体供氧不足，产生缺氧。初期，大多数人肺通气量增加，心率加快，部分人血压升高，适应后，心脏每分钟输出量增加后，搏出量也增加。由于肺泡低氧引起肺小动脉和微动脉的收缩，造成肺动脉高压，使右心室肥大，这是造成心力衰竭的前提条件。血液中红细胞和血红蛋白有随海拔升高而增多的趋势，血液相对密度和血液黏滞度的增加也是加重右心室负担因素之一。此外，初登高原由于外界低气压的影响，而致腹内气体膨胀，胃肠蠕动受限，消化液如唾液、胃液和胆汁减少，常见腹胀、腹泻、上腹疼痛等症状。轻度缺氧可使神经系统兴奋性增高，反射增强，海拔继续升高，则会出现抑郁症状。

110. 什么是高山病？如何预防？

答：高山病又称高原病或高原适应不全症，按发病急缓分为急性和慢性高原病。急性高原病有 3 种类型：

（1）急性高原反应。短时间进入 3 000 m 以上的高原，表现为头痛、头晕、目眩、心悸、气短，重者食欲减退、恶心、失眠、疲乏、胸闷、面部浮肿等。急性高原反应多发生在登山后 24 h 内，大多数

4～6 天内症状消失。

（2）高原肺水肿。多发生在海拔 4 000 m 以上处，多为未经习服的登山者。早期反应与急性高原反应不易区别，严重者有干咳、多量血性泡沫痰、呼吸极度困难、胸痛、烦躁不安，两肺广泛性湿啰音。

（3）高原脑水肿。发病率低，死亡率高。由于缺氧引起脑部小血管痉挛而产生脑水肿。缺氧又可直接损害大脑皮层，故患者除有急性高原反应外，可出现剧烈头痛、兴奋，呼吸困难，随后由嗜睡转入昏迷，少数可有脑膜刺激症状及抽搐等。

慢性高原反应有 5 种类型，主要见于较长期生活于高原的人，由于某种原因失去了对缺氧的适应能力。

（1）慢性高原反应。有些患者虽然在高原居住一定时间，但始终存在高原反应症状。常表现为神经衰弱综合征，有时出现心率失常或短暂昏厥。

（2）高原心脏病。以儿童为多见。由于缺氧引起肺血管痉挛，导致肺动脉高压，右心室因持续负荷过重而增大，使右心室衰竭。

（3）高原红细胞增多症。发生在 3 000 m 以上处，红细胞、血红蛋白随海拔增高而递增，伴有发绀、头痛、呼吸困难及全身乏力等。

（4）高原高血压。一般移居高原一年内为适应不稳定期，血压波动明显而升高者多，以后趋于稳定。

（5）高原低血压。此患病率较低。

预防高原病的发生，首先应进行适应性锻炼，实行分段登高，逐步适应。在高原地区应逐步增加劳动强度，对劳动定额和劳动强度应相应减少和严格控制。同时摄取高糖、多种维生素和易消化的食物，多饮水，不饮酒，注意保暖防寒、防冻、预防感冒。对进入高原地区的人员，应进行全面体格检查，凡有心、肝、肺、肾等疾病，高血压、严重贫血者，均不宜进入高原地区。

◎**提示**

高原病由于是较单纯的低氧性缺氧，因此较长时间不能适应的较重患者，只能移居平原或低海拔处才能治愈。对于急性发病或症状较重者，可以采用休息、吸氧、对症治疗。

111. 什么是工业照明？它的形式有哪几种？

答：生产场所中使用的照明有自然照明（天然采光）、人工照明及综合照明 3 种。

（1）自然照明。它是以自然光线作为光源，故这种照明是最经济也是最良好的照明方式。自然光柔和明亮，人们又习惯于太阳光谱，使人眼感到舒适，加之光谱中的紫外线对人体健康有益，又可节约能源，因此在设计照明时，应尽量考虑最大限度地利用自然采光。但自然照明受不同时间、不同季节、不同条件的限制，光线强度多变，在利用不当时有如下缺点：在时间和空间上常不能保证有足够的均匀性，有时不能满足每个工作面所需要的照度，有时因直射阳光刺激可引起眩目。为此常常要采用人工光源作为补充照明。

（2）人工照明。目前，人工照明主要是指采用电气照明的一种照明方式。人工照明应选择接近自然光的人工光源，常用的有白炽灯、钠灯、汞灯、荧光灯、卤钨灯等。人工照明可根据具体的需要加以调节、改变，应用十分便利，故在生产性照明中占有重要的地位。按照明系统可将人工照明分为以下 4 种：

1）一般照明。又称全面照明，它是指不考虑特殊的局部需要，在整个工作场所安置若干照明器，使各工作面普遍达到所规定视觉条件的照明方式。它适用于对光线投射方向没有特殊要求、工作点较密集或作业工作点不固定的场所。

2）局部照明。指在某些工作面上分别装上照明器，使其达到所规定视觉条件的照明方式。由于它靠近工作面，可少耗电而获得高的照度。但要注意直接眩光和使周围视野变暗的影响。

3）混合照明。指由一般照明与局部照明共同组成的照明方式。这是一种较为经济的照明方案，常用于要求照度高或有一定的投光方向，或固定工作点分布较稀疏的场所，一般照明与局部照明的比例以1∶5为好，较小的工作场所，一般照明的比例可适当提高。

4）特殊照明。指应用于特殊用途或有特殊效果的各种照明，例如方向照明、透过照明、微细对象检查照明、不可见光照明、运动对象检查照明、色彩检查照明等。

人工照明还可按用途分为以下5种：

1）常用照明。指在电气装置正常运行时保证产生规定的视觉条件的照明。

2）事故照明。指在常用照明发生故障而中断时，供暂时继续工作或疏散人员用的照明。

3）值班照明。指在非工作时间供值班用的照明。

4）警卫照明。指供厂区或仓库区警卫用的常用照明。

5）障碍照明。指在施工现场（如道路、建筑物等）安装作为障碍标志用的照明。

（3）综合照明。这种照明是在自然照明的基础上加上人工照明以满足工作面上所需照度的一种方式。

112. 不良照明对人体的影响有哪些？

答：良好的照明应包括在工作面上有足够而适宜的照度，保持照明稳定、均匀，工作面上的亮度与周围环境亮度保持适当比例，阴影适中，避免眩光，设有保证安全的照明措施（如安全照明、事故照明等）。不良照明条件则会使视力减退、引起疲劳、降低工作效率，甚至造成差错引起事故。

目前，不少企业都存在不良照明问题，却没能引起足够的重视。许多学者一致认为，不良照明特别是照度过低和不均匀，可增加近视率的发生，尤其对于正处在成长发育的未成年人，表现得更为明显，而且近视率随工龄而增。由于照明不好，需要反复努力辨认，易造成视觉疲劳、工作效率降低。眼睛疲劳的自觉症状有感到眼睛乏累、羞明、眼痛、视力模糊、流泪、充血等，疲劳还会引起视力下降、眼胀、头痛以及其他疾病。许多事故统计资料表明，事故原因是多方面的，但不良照明也是其中主要原因之一。

此外，不良照明还会影响人的情绪，降低人的兴奋性与积极性，照度过低或眩光都会使人感到不愉快，容易疲劳，从而也影响工作效率。眩光严重时不仅能使观察物体的能力失去或降低，还可造成流泪、疼痛、眼睑痉挛等不适感，甚至发生视神经炎或视网膜炎等。

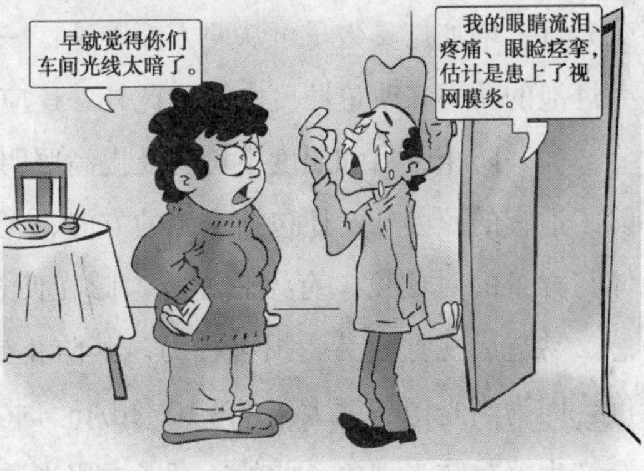
早就觉得你们车间光线太暗了。
我的眼睛流泪、疼痛、眼睑痉挛，估计是患上了视网膜炎。

◎**提示**

长期在照明不良的场所工作，可以发生一种特殊的职业性眼病——眼球震颤。其主要症状是眼球急速地不自主地上下、左右或回旋式的震颤，并经常伴有视力减退、头痛、头晕、羞明等症。

113. 防止不良照明的常规措施有哪些？

答：防止不良照明，有如下措施：

（1）积极提高照度水平。适当提高照度水平是改善照明条件的关键，可从以下几方面采取措施。

1）定期清拭照明装置，更换过期灯泡（管）。实践证明，经常清拭灯具和更换过期灯泡（管），可以大大增加照度，改善照明条件。此外，定期清拭车间玻璃窗、粉刷墙壁、清扫地面，在改善自然照明方面也可获得良好效果。

2）合理配置光源、增加灯具数量。采用人工照明时，光源应该颜色好（接近自然光）、价廉和方便，所以应采用耗电小和发光强的灯具。一般来说，荧光灯比白炽灯发光强，且耗电小，故应该多使用荧光灯。增加灯具数量可从两方面着手：一是增加灯盏数量；二是加大灯泡的功率来改进照度水平。此外，还应保持电压的稳定。

（2）防止眩目和照度不均匀及提高照明的质量。良好的照明条件除了适宜的照度外，还包括光源的方向、光的颜色、照度均匀度、物体与背景的对比度、有无眩光等。眩光使视觉效率降低，产生不适感、易造成视觉疲劳、损害视力。其防止措施主要是限制光源的亮度，因为当光源亮度大于 6×10^4 cd/m^2 时，无论亮度对比如何，都会产生严重眩光现象。此外还可考虑用半透明材料降低其亮度或遮住直射光线。灯具要有适度悬挂高度与必要的保护角（最好为 45°或至少不低于 30°）。还可适当提高环境亮度，减少亮度对比，这对防止眩光均有效果。

照度的均匀性主要从灯具的布置来解决，并注意边行灯至场边的

距离保持在 $L/2$ 至 $L/3$ 之间（L 为灯具间距）。灯具的布置可采用棋盘式和直角式。

为了观察物体的形状，应最大限度地造成被观察物体与其背景之间的对比度。视野内的观察对象、工作面和周围环境之间亮度比最好为 5∶2∶1，最大允许亮度比为 10∶3∶1。如果工作场所照度水平要求不高，则视野内的亮度差别对视觉工作影响较小。

正确使用光源的方向也是一个要注意的问题，一般情况下人们总是习惯于光线来自前上方，但是对于检验等工作来说，光源的方向尤为重要，如检验瓶装液体，应该让光线从瓶底方向射入，检验印刷电路，应该让光线从边缘方向射入。

（3）合理地进行照明设计。在新建或扩建厂房的设计过程中，应考虑到照明的设计，才能从根本上来保证合理的照明。首先要充分了解生产工艺和工人活动的特点与要求，并参照已建厂房的调查情况与效果（如光源的比较、灯具配置、投照方法、控照器种类等），结合当前电力供应和经济情况，以《工业企业采光设计标准》和《工业企业照明设计标准》为依据，通过充分讨论研究，再提出比较合理的照明设施方案。在人工照明设计时，要考虑到以下几个因素，如作业区要求的照度、视野内亮度的分布、作业或观察对象的大小与反射率、作业或观察对象与周围环境亮度的对比、工作中允许观察的时间、个体特征（如年龄等），使设计方案更趋合理。

114. 什么是超重和失重?

答：重量是地球表面及其附近静止的物体，由于万有引力的缘故而受到地心引力作用，这种地心引力称之为重力。物体的重量即重力，可以用 $W_0=mg$ 表示。式中 W_0 为物体的重量，m 为物体的质量，g 为地球引力加速度。这样，物体的重量不仅取决于物体的质量大小，同时也取决于地心引力加速度的大小。惯性力是当物体受到外力作用时，根据牛顿第二定律，物体将产生加速运动，其受力大小等于物体的质量与加速度之积。此时，物体因具有惯性，表现出与加速度方向相反的力的作用。为了便于说明加速度的生物效应，人们通常把这种表现称之为惯性力。它是物体惯性的表现。

当物体作加速度运动时，除受重力作用外，还要受到惯性力的作用，于是物体的重量发生了变化，此时物体的重量等于作用在物体上的重力和惯性力的矢量和。根据物体承受惯性力作用的大小与方向的不同，可能出现以下 3 种情况：

（1）实重。当物体相对于地球表面静止或做匀速直线运动时，物体只受地球引力作用，其重量没有变化，这时物体的重量称为实重。

（2）超重。作用在物体上的重力与惯性力的矢量和大于物体的重力时，物体的重量超过实重，称为超重。根据合力方向，可把超重分为：头—盆向超重、背—胸向超重、右—左向超重、左—右向超重等几类。超重的方向与加速度的方向相反，其量值用 G 表示。

（3）失重。作用在物体上的重力与惯性力大小相等，方向相反时，物体的重量等于零（$G=0$），此时物体处于失重状态，若重力与惯性力矢量和小于重力（$G<1$），则物体重量轻于实重，称为部分失重或减重。

115. 超重对人体的不良影响有哪些？

答：超重对人体的循环功能、呼吸功能和工作能力等方面均有很大的影响。

（1）循环功能方面。在惯性力的作用下，循环系统的功能变化最为明显，主要表现在血压和心功能的改变上。如在头—盆向超重的情况下，由于流体静压效应的影响，使处于立姿或坐姿人的血液从上半身向下半身转移，故心脏水平以上部位的动、静脉血压显著下降，而心脏水平以下部位的血压则明显增高。在重量增加率高时，这种现象更为明显。当重量值高到一定程度时，血液在下身淤积增加，有效循环血量大幅降低，终将导致头部血液供应障碍。心功能的改变主要表现在心率改变和心搏出量的减少以及心电图异常等诸多方面。

（2）呼吸功能方面。表现为血氧饱和度降低，且随重量值的增加呈逐渐减少的趋势。这是由于重量值的增加，血液在肺部和气体在肺部分布的不均匀性，从而引起血液的氧合作用发生障碍，出现血饱和度下降的情况。此外，也会出现航空性肺不张，主要症状为咳嗽、胸闷、胸部不适、深呼吸困难等。

（3）工作能力方面。超重将使人的工作能力下降。首先是眼睛感受光的存在和区别不同亮度的能力的下降以及分辨颜色的能力的降低；其次是中枢神经系统功能的改变，严重者会导致大脑意识的丧失。另外，超重也会使机体的运动机能减退，如四肢等运动不灵便等。

◎提示

超重会引起人的反应速度降低、操作精度和协调性变差、信息鉴别能力和记忆能力下降等工作效率方面的改变，这是由于视觉功能、中枢功能和躯体运动机能受其影响综合变差的结果。

116. 如何减少超重对人体造成的影响？

答：要减少超重对人体造成的影响，应注意以下两个方面：

（1）不断进行身体素质训练，增强血管代偿机能以及腹部和下肢肌肉的力量等。

超重训练可在离心机上或实际飞行中进行。前者可以人为控制，由小负荷到大负荷循序渐进地去做，可以防止积累效应和代偿机能破坏等不良现象发生，经过一段时间训练后，可提高机体对超重的适应能力。飞行训练是利用特技飞行来训练飞行员，是一种最实际的训练。此外，还有一种生物反馈训练法，它是让受试者通过仪器给出的声、光信号，了解自己动作时头部血压值，从而调整自己的呼吸和全身用力动作，以达到掌握动作要领和技术的目的。

（2）采取各种重力防护措施。主要采用抗负荷调压器系统、可变椅背角度的座椅和加压呼吸等措施来进行防护。这些措施都是现代先进技术装备的结果，可有效减少超重对人体的影响。此外，选择合适体位及合理靠背垫的设计也是防止超重带来疾病的有效措施。

◎提示

减少超重对人体的危害主要通过训练来提高身体的素质和各种重力保护措施来实现。

117. 失重对人体的不良影响有哪些?

答：失重对人体的不良影响主要表现在如下几个方面：

（1）主观感觉和客观症状。失重时由于下半身的血液和组织液向上半身转移，故人体一进入失重状态就有血液冲向头部，出现头胀、头晕、头痛、脸充血、鼻塞等主观感觉，并出现脸肿、皱纹消失、眼睑变厚、球结膜充血、颈静脉怒张等客观症状。初期也可能出现胃部不适、唾液增加、颜面苍白、出汗、恶心、呕吐等植物神经反应。

（2）骨骼和肌肉系统的变化。长期失重最明显的生理改变是钙的递增性减少和骨的改变。骨密度会降低，尿钙、粪钙和尿磷排出增加。钙的丧失将会引起骨质疏松症。长期失重也会引起体液丧失和肌肉萎缩，故体重减轻。肌肉对疲劳的敏感性会增加，肌肉的功效将下降。

（3）心血管系统的变化。失重时血浆容量会减少，心率将明显增加。血压的收缩压增加，脉压加大，颈静脉压升高，腿静脉压及中心静脉压下降。心输出量也会变化。失重时脑功能的改变会影响到各系统的调节功能，从而使多个系统的调节功能发生紊乱。

（4）前庭机能的变化。前庭器官是感受空间位置、维持平衡及调节运动的器官。失重时会引起一系列的前庭反应，包括前庭感觉性反应（如眩晕、反旋转感和位置错觉）、前庭躯体反应（如眼震、平衡失调）与前庭植物神经反应（如苍白、出汗、恶心、呕吐等）。

（5）血液与免疫变化。血液的变化主要表现为血浆容量降低、红细胞质量和血红蛋白减少，红细胞形态发生改变，白细胞和某些血液蛋白质也有变化。失重发生后，身体细胞的免疫功能将下降，体液免疫功能将发生紊乱，非特异性免疫功能将下降，某些免疫器官如胸腺和脾脏会出现萎缩性变化。

（6）对代谢的影响。失重时，一般会出现钠、钾、钙、镁、磷等无机盐排出量增加，有明显的水盐代谢负平衡和体重减轻。失重可以影响食物的摄取，蛋白质、脂肪、糖和矿物质代谢，也影响某些内分泌功能，引起物质代谢的改变。

（7）对其他系统的影响。失重时呼吸系统的频率会减少、肺活量降低。失重对消化系统也有一定的影响。长期的失重状态也会引起特殊的心理问题。

◎提示

失重会造成对人体系统的影响，骨骼肌肉、心血管、前庭功能、血液、呼吸系统与免疫功能及代谢等，同时对心理也有影响。

118. 如何减少失重对人体造成的不良影响？

答：长期生活在失重环境下，必然会引起一系列生理功能的失调，为了防止失重对人体的不良影响，最有效的方法是形成人工重力，但是由于技术难度大及耗资太多，实现的可能性不大。因此必须采用综合的防护措施，除一般采用合理的作息制度、注意饮食和营养外，针对失重对各生理系统的影响，应采取不同的防护措施。下面介绍几种已在实际中应用的防护措施。

（1）心血管功能失调的防护措施。在失重状态可采用多种工具调节心血管功能，主要有：

1）自行车功量计。是一种类似于自行车的运动工具，运动量为31～71 W·min/kg（以体重计）。总锻炼时间随失重时间长短而定，一般每天运动1.5～2 h。

2）跑台。用一个弹性带将人固定在跑台上，使人在失重情况下可在跑台上运动。其目的是防止肌肉萎缩，增进协调，加强心血管系统的锻炼。

3）企鹅服。这是一种具有弹性的特制服装，衣服内排列多层橡皮条。肌肉松弛时，服装牵引前臂到胸前、膝到下腭，使人处于“胎儿”状态。失重人为了完成各项运动和操作，必须用力克服弹性力的作用，这样就锻炼了肌肉。

4）下体负压装备。有负压筒和负压裤两种，它们可以在失重时造成下体负压，减少血液头向分布，减轻心血管系统功能的紊乱。

5）抗荷服。一种特制服装，裤腿内有侧管，充气时压迫下肢静脉，防止过多血液滞留在下肢。可促使静脉回流，增加立位稳定性。

此外，注意饮用一定量生理盐水也是较好的调节方法。

（2）骨骼、肌肉系统的防护措施。防止失重骨质丧失的措施有运动和激素/营养两种方法，运动必须是有重力的、有负荷的，并且对骨骼肌有较强的牵拉作用，如行走和跑步，这样可以不断地压迫骨骼，刺激骨的重建。在激素/营养方面计划采用甲状腺素、降钙素、维生素 D、双磷盐等并食用高钙、高磷的膳食，以维持体内的矿盐平衡。目前，防止肌肉萎缩的最好方法是进行严格的体力活动。

（3）航天运动病的预防。可服用抗运动病药物，限制头部运动和有计划的头部运动，后者可以加速对失重的适应，常用的抗运动病药物有抗胆碱药、抗组织胺药、拟交感神经药和其他类药物。

减少失重对人体不良影响，主要通过特殊的运动工具，增强机体局部机能和防护措施，并辅以药物和饮食预防。

119. 造成噪声性听力损伤的因素有哪些?

答：造成噪声性听力损伤有下列因素：

（1）噪声强度。在噪声暴露与听力损伤的关系中，噪声强度是影响听力的主要因素，噪声强度越大，受损伤人数的百分比也越高。

（2）暴露时间。噪声暴露时间越长，听力损伤越重，损伤的阳性率也越高。

（3）噪声的频谱特性。在强度相同的条件下，以高频为主的噪声比以低频为主者对听力的危害性大，窄带噪声和纯音对听力的危害比宽带噪声更重。

（4）噪声的类型和暴露方式。脉冲噪声比稳态噪声对听力的危害大，持续暴露比间歇暴露对听力的伤害重。

（5）个体差异。机体健康状况和敏感性对听力损伤的发生和严重程度也有差异，现场调查中常发现少数（1%～10%）特别敏感及特别不敏感的人。

（6）其他有害因素的共同存在。如振动、寒冷及某些有毒物质共同存在时，会加重噪声的不良作用。

◎提示

造成噪声听力损失的因素除噪声的特性外还有健康状况及是否与其他有害因素共存有关。

120. 什么是生产性噪声？

答：物体受振动后，在弹性介质中以波的形式向外传播能量，当传到人耳时能引起音响感觉的振动称为声音。引起音响感觉的振动波称为声波，受振动的物体称为声源。

根据物理学的观点，各种不同频率不同强度的声音杂乱地无规律地组合，波形呈无规则变化的声音称为噪声，如机器的轰鸣等。从生理学的观点来看，凡是使人厌倦的、不需要的声音都是噪声。比如对于正在睡觉或学习和思考问题的人来说，即使是音乐，也会使人感到厌烦而成为噪声。

在生产过程中产生的一切声音都称为生产性噪声。生产性噪声按其声音的来源可大致分为以下几种：

（1）机械性噪声。由于机器转动、摩擦、撞击而产生的噪声。如各种车床、纺织机、凿岩机、轧钢机、球磨机等机械所发出的声音。

（2）空气动力性噪声。由于气体体积突然发生变化引起压力突变或气体中有涡流，引起气体分子扰动而产生的噪声，如鼓风机、通风机、空气压缩机、燃气轮机等发出的声音。

（3）电磁性噪声。由于电机中交变力相互作用而产生的噪声，如发电机、变压器、电动机所发出的声音。

生产性噪声根据持续时间，可分为连续性噪声和间断性噪声，根据出现的形态分为稳态噪声和非稳态噪声或脉冲噪声。声音持续时间小于 0.5 s，间隔时间大于 1 s，声压变化大于 40 dB 的称为脉冲噪声，如锻锤、冲压、射击等。声压波动小于 5 dB 的称为稳态噪声，如一般环境噪声、高速空调噪声、电锯、机床运转噪声等。声压变化较大的则称为非稳态噪声，如道路噪声、火车通过的噪声、锻造机械的噪声、铆枪的噪声等。

◎提示

生产性噪声一般声级比较高，且多为中高频噪声，常与振动等不良因素联合作用于人体，使其危害更大。

121. 生产性噪声有什么特点？

答：生产性噪声有以下几个特点：

（1）噪声强度大。生产性噪声源发出的噪声声压较大，高者可达到 120～130 dB。生产性噪声的强度决定于发声源数目和发声源功率。

（2）频率组成多为高频噪声或中高频噪声。从卫生学角度，50～300 Hz 的低频噪声危害最小；300～2 000 Hz 的中频噪声危害中等；2 000～8 000 Hz 的高频噪声危害最大。噪声强度超过 900 dB 时，频率的意义则不大。

（3）工业噪声的空间分布多呈局限区域分布，但也有的像纺织厂的纺纱和织布车间，呈均匀分布。

（4）变动性大。脉冲性噪声在时间分布上是离散的，强度变化很不规则，车间内噪声常产生共鸣和干扰现象，能产生驻波，致使噪声的强度和分布发生变化，产生驻波的地方声能加强或减弱。

（5）生产性噪声常与振动等生产性有害因素共同存在，因而增强了噪声的不良作用。

（6）生产性噪声除有全身性不良作用外，还可使劳动者听觉器官受到损伤。

122. 在生产中如何控制噪声？

答：（1）消除或降低声源的噪声，使其降低到噪声卫生标准。

（2）消除或减少噪声传播，从传播途径上控制噪声，主要是阻断和屏蔽声波的传播，具体措施有：企业总体设计布局要合理，强噪声车间要与一般车间以及职工生活区分开，车间内强噪声设备与一般生产设备分开。利用屏蔽阻止噪声传播，如隔声罩、隔声版、隔声墙等隔离噪声源，强噪声作业场所要设置隔声屏。吸声措施，利用吸声材料装饰车间墙壁或悬挂在车间里，以吸收声能。

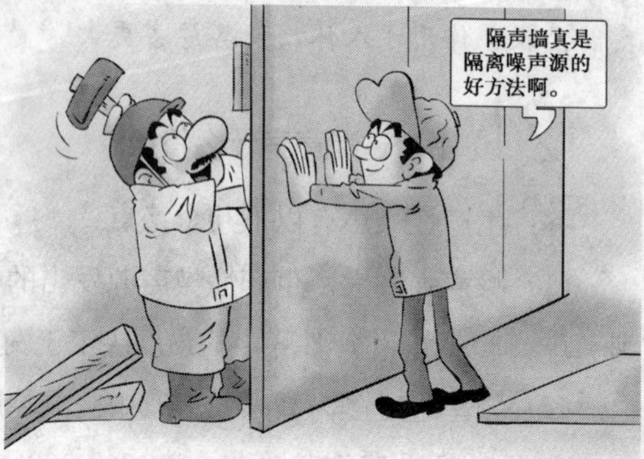

◎**提示**

生产中噪声的控制主要有两种途径：一是控制声源，二是阻断声音的传播途径。

123. 噪声对人体的不良影响有哪些？

答：噪声对人体的影响是全身性的、多方面的。噪声的困扰妨碍正常的工作和休息，在噪声环境中工作，容易感觉疲乏、烦躁，造成注意力不集中、反应迟钝、准确性降低，直接影响作业能力和效率以及生产安全。如电话交换台的噪声从 40 dB 提高到 50 dB，错误率增加将近 50%。由于噪声掩盖了作业场所的危险信号或警报，往往造成工伤事故的发生。长期接触强烈噪声会对人体产生如下有害影响：

（1）听力系统。噪声的有害作用主要是对听力系统的损害，噪声作用初期，听阈可暂时性升高，听力下降，这是保护性反应。强噪声作用下，可导致永久性听力下降，内耳感音细胞遭损伤，引起噪声性耳聋。极强噪声可导致听力器官发生急性外伤，即爆震性耳聋。

（2）神经系统。长期接触噪声可导致大脑皮层兴奋和抑制功能的平衡失调，出现头痛、头晕、心悸、耳鸣、疲劳、睡眠障碍、记忆力减退、情绪不稳定、易怒等。

（3）其他系统。长期接触噪声可引起其他系统的应激反应，如可导致心血管系统疾病加重，引起肠胃功能紊乱等。

◎提示

噪声对人体的影响是多系统的。噪声不仅对人的健康有影响，由于噪声对工作场所危险信号的掩盖，往往还会导致工伤事故的发生。

124. 噪声对听觉系统的损伤有哪些？

答：长期接触较强的噪声，听觉系统会发生从生理性反应到病理性改变的过程，即由听觉适应、听觉疲劳发展到噪声性耳聋。

（1）听觉适应。短时间暴露在噪声环境中，会感觉声音刺耳、不适和耳鸣，出现听觉器官的敏感性下降，此时检查听力，听阈提高 10 dB 以上，但离开噪声环境几分钟后，很快恢复正常，这种现象称为听觉适应。听觉适应是人体的一种保护性生理反应。

（2）听觉疲劳。听觉适应是有一定限度的，较长时间或反复接触一定强度的噪声，听力明显下降，听阈提高 15 dB 甚至 30 dB 以上。离开噪声环境后，需要几小时甚至十几小时才能完成恢复正常，这种听觉器官机能明显改变的现象称为听觉疲劳。听觉疲劳是可以恢复的功能性改变，恢复时间的长短，因接触噪声强度和时间的长短不同而异。

(3) 噪声性耳聋。在听觉疲劳的基础上，如果没有采取保护措施，继续接触强烈的噪声，听觉系统的感音器官发生退行性改变，听力损失不能完全恢复，成为永久性听阈位移。根据听力受损的过程，永久性听阈位移又分为听力损伤和噪声性耳聋。

听力损伤是噪声性耳聋的早期表现。在其初期，患者主观上无耳聋感觉，但听力检查时，表现为以 4 000 Hz 为中心的高频音听觉受到损害，出现听阈上升，听力下降，听力曲线在 3 000～6 000 Hz 段，出现“V”形下陷，而低频段未受影响，不妨碍谈话，听力损伤者主诉头晕、失眠、易倦和耳鸣。噪声性耳聋是听力损伤的进一步发展，听力曲线在高频段下降的基础上，继续向低频端和高频端延伸，语言听力受到严重损害，主观感觉耳聋，患者有明显的耳鸣。噪声性耳聋是一种职业病。

◎提示

噪声对听觉系统严重影响结果是噪声性耳聋。

125. 如何预防噪声性耳聋?

答：(1) 控制噪声源。工作场所应采用隔音、吸音、消音等设备，尽量减轻噪声的影响。当出现症状后应及时脱离噪声环境，强调早期治疗，不要消极等待自然恢复。

(2) 健康监护。对噪声环境工作工人应进行就业前体检，建立听力记录档案，并定期体检，以便及时发现噪声敏感者和早期听力损伤者。

◎**提示**

对噪声性耳聋的预防主要是控制生产场所中的噪声源。对在噪声环境中工作的工人定期检查，以便早发现早治疗。

126. 预防噪声的卫生保健措施有哪些？

答：卫生保健措施有以下几个方面：

（1）加强个人防护是防止噪声性耳聋简单而易行的重要措施。个人防护用品有防声耳罩、耳塞、帽盔。

（2）加强听力保护与健康监护，定期对工人进行健康检查，重点查听力，对高频听力下降超过 15 dB 者，应采取保护措施。就业前进行保健检查，以发现职业禁忌证。

（3）合理安排劳动与休息，实行工间休息制度，休息时要离开噪声源。

（4）监测车间噪声，鉴定噪声控制措施的效果，监督噪声卫生标准执行情况。

◎**提示**

噪声作业禁忌证：神经系统疾病、溃疡病、心血管系统疾病、内耳和中耳疾病、内分泌疾病等。

127. 何谓生产性振动？

答：振动是物体以中心为基准，在外力的作用下作往复运动的现象。在生产过程中，由机器转动、撞击或车船行驶等产生的振动为生产性振动。在生产中经常接触到的振动源有：

（1）风动工具。铆钉机、凿岩机、风铲、风钻、捣固机等。

（2）电动工具。电钻、电锤、电锯、砂轮等。

(3) 运输工具。汽车、火车、飞机、轮船、摩托车等。

(4) 农业机械。拖拉机、脱粒机、收割机等。

◎提示

以上只是振动工具中有代表性的一部分，在机械的高速化、大型化、复杂化程度不断提高的同时，从事振动的作业将会越来越多。

128. 生产性振动的分类有哪些？

答：生产性振动的分类情况如下：

(1) 按振动作用人体的部位分为局部振动和全身振动。

(2) 按振动方向分垂直振动和水平振动。

(3) 按振动按波形分为正弦振动、复合周期振动、复合振动、随机振动、冲击振动和瞬变振动。

(4) 按振动频率分，1 Hz 以下的振动为全身振动，可以引起运动病；1～100 Hz 的振动既可以引起全身振动，也可以引起局部振动；而 5～1 000 Hz 的振动，则以局部振动作用为主，可引起局部振动病。

(5) 按接触振动的方式分为连续振动和间断接触振动。

129. 振动作用于人体的方式有哪些？

答：振动向身体传导时，一般是从支持身体的部位与振动体表面接触传入。地面振动时可从站立者两足传入，乘坐车、船、飞机时振动是由臀部或下肢传入身体，这种能传到全身的振动称为全身振动。

工人手持振动工具，在操作中工具的振动传到手、臂甚至肩，这种只能传到局部的振动称为局部振动或手传振动。这种划分并不是由于影响范围，而是按照接受振动的方式不同确定的，如局部振动除末梢神经、血管等局部受损外，全身也受影响。

◎**提示**

振动作用于人体的方式主要有两种，一种是全身振动，另一种是局部振动。局部振动对机体的影响不局限于局部，可产生全身性的影响。

130. 全身振动对人体的不良影响有哪些?

答：人体立位、坐位或卧位接触而传至全身的振动称为全身振动。全身振动一般为大振幅、低频率的振动，振动的加速度能为前庭器官所感受，引起前庭器官的壶腹背纤维细胞和耳石器的退行性病变，使前庭功能兴奋性异常，随着工龄的增加，其兴奋性降低，临床表现为协调性减低。在全身振动的作用下，由于前庭和内脏的反射，可引起植物神经症状，如脸色苍白、出汗、唾液分泌增加、恶心、呕吐、头痛、头晕、食欲不振、全身衰弱，呼吸浅表而频数、体温降低，血压降低等，晕车、晕船即属全身振动性疾病。全身振动作用可引起内脏移位，妇女易有流产倾向。

◎**提示**

全身振动除对前庭功能影响出现协调性减低的表现，还可引起植物神经症状，及内脏移位，对于孕妇可能引起流产。

131. 局部振动对人体的不良影响有哪些?

答：人体手部接触的振动称为局部振动。局部振动能引起中枢及周围神经系统的功能改变，表现为条件反射受抑、条件反射潜伏期延长，振动作用可使人体对振动的敏感性减弱或消失，痛觉与触觉也发生改变，振动对植物神经系统的作用表现为组织营养改变，手指毛细血管痉挛，指甲易碎等。

振幅大而又有冲击力的振动，往往可引起骨关节改变，主要表现有脱钙、部分骨硬化、内生骨疣、局限性骨质增生或变形性关节炎。

◎**提示**

局部振动可引起中枢及周围神经系统的功能改变，大振幅有冲击力的振动可以引起骨关节的改变。

132. 什么是振动病？局部振动病的表现有哪些？

答：振动病是长期接触生产性振动所引起的职业性危害，包括局部振动病和全身振动病，近年来，多采用振动综合征这一名称。

局部振动病是由于局部肢体（主要为手）长期接受强烈振动，而引起的肢端血管痉挛、上肢周围神经末梢感觉障碍及骨关节骨质改变为主要表现的职业病。

局部振动病多表现为手部症状与神经衰弱综合征。手部症状以手麻、手痛（多在夜间发作）、手胀、手凉、手掌多汗、遇冷后手指发白等为主，其次还有手僵、手颤、手无力等，以致有时发生工具拿不稳、吃饭掉筷子等异常。神经衰弱综合征以头昏、失眠、心悸、乏力为主，由于振动伴有噪声，患者常有耳鸣、听力减退等症状。

133. 局部振动病的防护措施有哪些？

答：最根本的措施是工艺改革：

（1）改进工艺过程。使生产过程自动化或半自动化，从根本上取消或减少手持振动工具的作业。

（2）改革工具。制定振动工具的卫生标准，限制振动工具的重量、频率、振动和加速度。

（3）减少振动工具的操作时间，适当安排工间休息，实行间断及轮换作业制。

（4）提高作业场所温度。室外操作者应保证局部温度或提高振动工具把柄温度在 40℃，此方法能取得较好效果。

（5）有条件时应该设置温水池，以便必要时用温水泡手，使局部血管呈舒张状态，有助于血管功能恢复。

（6）凡准备从事振动作业的人员，应做好就业前体检。凡从事局部振动作业者应定期检查身体，发现有职业禁忌证者均不得从事本作业。

（7）加强个人防护，如戴防振手套、棉手套、穿棉靴子等。

◎提示

从事振动作业的职业禁忌证包括有明显脑及周围神经病变、周围血管病变、心血管疾病、明显内分泌功能失调或严重听力减退等。

134. 接触振动的行业有哪些？

答：生产劳动中接触到振动的机会很多，但不一定都能引起振动病。有的振动还有助于健康，如小参数、短时间的振动可以促进局部的血循环，改善细胞营养状况，有利于功能的恢复，如按摩治疗就是这个道理。但长时间接触大参数的振动，对人体是有害的。常见发生振动病的作业有：

（1）风动工具操作，包括使用风铲、风锤、凿岩机、捣固机、铆钉机、除锈剂等。

（2）电动工具操作，包括使用电钻、电锯、电锤等。

（3）高度旋转机械操作，包括使用钻孔机、砂轮机、抛光机等。

（4）各种机动车的驾驶，如汽车、摩托车、内燃机车、坦克、飞机、拖拉机、联合收割机的驾驶等。

（5）其他，如链锯操作等。

135. 影响振动对人体作用的因素有哪些？

答：振动的频率、振幅和加速度是振动作用于人体的主要因素，寒冷是振动引起机体不良反应的重要促进条件之一，接触振动的时间及方式也很重要。

（1）频率在振动致病的过程中有重要作用。低频振动，人感受到振摇或撞击；高频振动，人感到疼痛，甚至有烧灼感。2 Hz 以下的振动可引起振动病，即乘晕症；20 Hz 以下的低频振动可引起肌萎缩、疼痛和工作能力低下；40 Hz 以下的振动，如凿岩机可引起典型的骨关节改变；30～300 Hz 的高频振动损伤最明显，可引起典型的局部振动病。

（2）加速度的大小和振动病症状的发生率有密切关系，加速度大，其危害性也大。如加速度大的振动引起的白指发病率、皮温低下程度、手麻症状出现率等都高于加速度低的情况。

（3）接触振动的时间越长对机体的不良影响越大。振动病的发病率有随工龄延长而增加的趋势，间断接触或适当安排工间休息对减轻危害有利。

（4）人对振动的敏感程度与身体所处的位置以及操作方式有关。立位时对垂直振动敏感，卧位时对水平振动敏感。如采用将胸、腹或下肢紧贴振动体，或用手紧握振动部件的操作方式，受振动的影响更大。

（5）气温在振动的致病作用中是一个重要条件。寒冷、全身受冷或局部受冷相结合，最易使未发作的振动病患者激发出白指病。

（6）被加工的部件硬度大时，反冲力造成的强冲力振动，易使骨关节发生病变。紧握工具手柄，使血管受压，血循环不畅也易患局部振动病。

◎**提示**

影响振动对人体作用的因素除振动自身的属性还与振动接触的时间、人对振动的敏感程度、身体所处的位置、操作方式、气温及被加工的部件的硬度有关。

136. 防止振动对人体危害的常规措施有哪些?

答：预防振动的危害应从工艺改革入手，在可能的条件下，以液压、焊接、粘接等新工艺代替铆接。改进风动工具，采用减振装置，设计自动或半自动式操纵装置，减少手及肢体直接接触振动体。工具把手设缓冲装置，改进压缩空气的出口方位，防止工人受冷风吹袭。振动作业工人应发放双层衬垫无指手套或衬垫泡沫塑料的无指手套，以减振保暖。

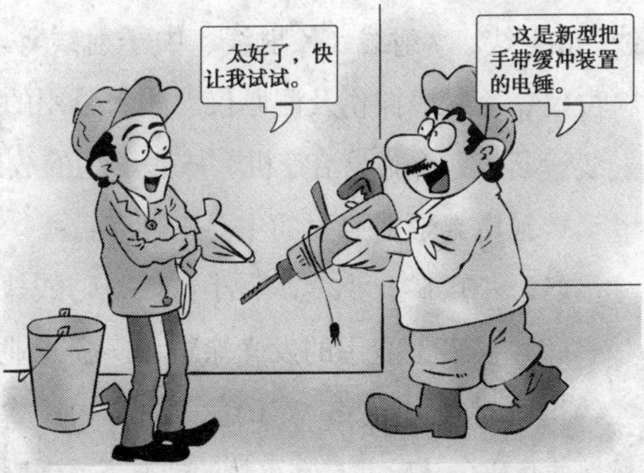
太好了，快让我试试。
这是新型把手带缓冲装置的电锤。

建立合理的劳动制度，按接触振动的强度和频率，制定工间休息及定期轮换制度，并对日接触振动的时间给予一定限制。

此外，就业前和工作后定期进行体检以及时发现和处理受振动损伤的作业人员也很重要。

◎**提示**

防止振动对人体的危害常规措施主要是对工艺进行改革、改善工人的工作环境、缩短每日接触振动的时间和定期的检查等方法。

137. 什么是电磁辐射?

答：当一根导线或线圈有高流电通过时，它的周围就产生一种能量，这种能量称电磁辐射。电磁辐射以波的形式向外发射，称为电磁波。电磁波具有波的一般特性（波长、频率、速度），波长越短，频率越高，产生辐射的量子能量越大。

138. 什么是电离辐射？其职业接触机会有哪些?

答：电离辐射是指一切能引起物质电离的辐射总称。包括α射线、β射线、γ射线、X射线、中子射线等，如生产上述测料位用的料位仪、X射线探伤及测厚仪、测水分用的中子射线、医学上用的X射线诊断机、γ射线治疗机、核医学用的放射性同位素试剂。

接触电离辐射照射的主要工种有：

（1）小煤矿、小金矿、小铁矿、磷酸盐矿。

（2）仪表工业用的发光涂料、陶瓷工业、建筑材料中的放射性核素等均可对人体带来一定的危害，但由于含量很低，平时是不会对人体造成危害的，除非是在事故的情况下或误服时才能引起对人体的伤害。

139. 电离辐射对人体的作用方式及其影响因素有哪些?

答：电离辐射以外照射和内照射两种方式作用于人体。外照射的特点是只要脱离或远离辐射源，辐射作用即停止。内照射是由于放射性核素经呼吸道、消化道、皮肤和注射途径进入人体后，对机体产生作用。其作用直至放射性核素排出体外，或经10个半衰期以上的蜕变，才可忽略不计。电离辐射对机体的损伤，受辐射和机体两方面因素影响。

（1）辐射有关因素。

1）辐射的物理特性。辐射的电离密度和穿透力是影响损伤的重要因素。例如，α 粒子的电离密度虽较大，但穿透力很弱，其主要危害是进入人体内的内照射，而外照射的危险性很小；β 粒子的电离能力较 α 为小，但高能 β 粒子具有穿透皮肤表层的能力；X 射线和 γ 射线的穿透力远比 β 粒子强，尤其是高能 X 射线或 γ 射线，可穿透至组织深部或整个人体组织，具有强大的贯穿辐射作用。

2）剂量与剂量率。电离辐射的照射剂量与生物效应间的普遍规律是，剂量越大，生物效应越强，但并不完全呈直线关系。剂量率是单位时间内机体所接受的照射剂量。剂量越大，效应也大。

3）照射部位。照射的几何条件不同，使机体各部位接受不均匀照射，而影响吸收剂量。以腹部照射的反应最强，其次为盆腔、头颈、胸部和四肢。

4）照射面积。受照面积越大，作用越明显。同样的照射量，局部照射作用不明显，若全身接受照射面积达 1/3，则可产生明显的辐射效应。

（2）机体因素。种系演化越高，机体组织结构越复杂，辐射易感性越强。组织对辐射的易感性与细胞的分裂活动成正比，与分化程度成反比。故淋巴组织、胸腺、骨髓、性腺和胚胎，呈高度易感性，而肌肉、结缔组织的易感性最低。

140. 电离辐射对人体的危害有哪些？

答：人体受到一定剂量的电离辐射照射后，可以产生各种对健康有害的生物效应。按效应出现的空间特点分为躯体效应、遗传效应和胚胎效应；按效应出现的时间分为急性效应和慢性效应或近期效应和远期效应；按发展规律分为随机效应和非随机效应。

急性放射病是在短时间内大剂量辐射作用于人体而引起的。全身照射超过 100 拉德时会引起急性放射病，局部急性照射可产生局部急性损伤。如暂时性或永久性不育、白细胞暂时减少、造血障碍、皮肤溃疡、发育停滞等，急性放射损伤平时非常少见，只在从事核工业和放射治疗时，由于偶然事故而发生，或在核武器袭击下发生。

慢性放射病是在较长时间内接受一定剂量的辐射而引起的。全身长期接受超容许剂量的慢性照射可引起慢性照射病，局部接受超剂量的慢性照射可产生慢性损伤，如慢性皮肤损伤、造血障碍、生育力受损、白内障等。慢性损伤常见于放射工作职业人群，以神经衰弱综合征为主，伴有造血系统或脏器功能改变，常见白细胞减少。

放射性疾病已被依法定为职业病，并制定有相应的国家诊断标准。

胚胎和胎儿对辐射比较敏感。在胚胎植入前期受照，可使出生前死亡率升高；在器官形成期受照，可使畸形率升高；在胎儿期受照，小头症、智力迟钝等发育障碍的出现率增高。因此对育龄妇女和孕妇，在防护上都有特殊的要求。

辐射的远期随机效应表现为辐射可能致癌和可能造成遗传损伤。在受到照射的人群中，白血病、肺癌、甲状腺癌、乳腺癌、骨癌等各种癌症的发生率随受照射剂量增加而增高。辐射可能使生殖细胞的基因突变和染色体畸变，使受照者的后代中各种遗传疾病的发生率增高。

141. 高频电磁场对人体健康的影响有哪些?

答：任何交流电路都会向周围的空间发射与交流频率相同的电磁能，形成交频电磁场，当交流电的频率达每秒 10 万次以上时，它周围则成高频电场和磁场，这就是高频电磁场。接触高频电磁场的职业有：无线电通信、高频加热（高频焊接、高频切割等），及高频医疗设备使用等。在一定时间和强度的辐射下，人体健康会受到危害。

高频电磁场对人体的危害主要通过两种方式，一是直接辐射人体组织使之温度升高，直至高温痉挛致死；二是直接作用于神经、内分泌系统或细胞生物膜。症状表现为轻重不一的类神经症：全身无力、易疲劳、头晕、头痛、胸闷、心悸、睡眠不佳、多梦、记忆力减退、多汗、脱发等。受危害者脱离接触，并接受对症治疗后多可以恢复健康。

预防高频电磁场危害要遵循屏蔽，远距离和现实操作三原则。屏蔽材料多用薄铁板或铝合金，无导电性能的材料对场源无屏蔽作用。

◎**提示**

凡有器质性中枢神经系统疾病及精神症状者，不宜从事接触高频电磁场工作。

142. 电离辐射防护的原则有哪些？

答：（1）实践的正当化。即在进行伴随有辐射照射的某种实践中，首先进行代价与利益的分析，只有当这种实践能获得超过代价的纯利益时才被认为是正当的，否则不应该采取这种实践。

（2）防护的最优化。就是在由于防护付出的代价与所得的净利益之间进行权衡，以求得用最小的代价获得最大的净利益。

（3）个人剂量限值。即在实践的正当化和防护的最优化两项原则的前提下，同时保证个人所接受的剂量不超过国家规定的相应的限值。

143. 如何消除放射性表面污染？

答：在放射性物质生产和使用的过程中，时常会发生人体表面和其他物体表面受到污染的现象，不但影响操作者本身的健康，也会污染周围的环境。因此，清除污染是预防放射损伤的重要手段之一，清除污染越早效果越好。手和皮肤污染的清除，可用肥皂、洗涤剂、高锰酸钾、柠檬酸等。不宜用有机溶剂及较浓的酸洗手，因为若这样做将会促使污染物进入体内。

清除工作服污染时，如果污染不严重，及时用普通清洗法即可，污染严重时，要用高效洗涤剂，并不宜用手洗，如用草酸和磷酸钠的混合液。

清除污染的器械时，玻璃和陶瓷器皿应先用水清洗，然后浸入盐酸或柠檬酸溶液中 1 h，取出，用水冲洗，如不能消除污染，则再浸入络合溶液中 15 min，取出用水冲洗。金属器皿用水冲洗后，浸入柠檬酸溶液中 1 h，再用水冲洗后擦干，不宜用过强的酸性洗液，以免腐蚀金属表面。塑料和橡胶制品可先用水或肥皂刷洗，不能去污时，用稀盐酸、硝酸或柠檬酸清洗，然后再用水冲洗。

工作室表面污染后，应根据表面材料的性质及污染情况，选用适当的清洗方法。一般先用水及去污粉或肥皂刷洗，若污染严重则考虑用稀盐酸或柠檬酸溶液冲洗，或刮去表面甚至更换材料。

◎提示

清除放射性表面污染最有效的方式就是清洗，针对不同的物质选用不同的洗涤剂进行洗涤或浸泡。

144. 什么是辐射防护？

答：辐射防护是研究保护人类（系指全人类、其中的部分或个体成员以及他们的后代）免受或少受辐射危害的应用学科，有时亦指用于保护人类免受或尽量少受辐射危害的要求、措施、手段和方法。辐射包括电离辐射和非电离辐射，在核领域，辐射防护专指电离辐射防护。

◎**提示**

放射工作人员上岗前，必须进行放射卫生防护知识培训、健康体检，合格后所在单位负责人向当地卫生行政部门申请“放射工作人员证”。工作人员取得“放射工作人员证”后方可从事所限定的放射工作。

145. 射线对人体损害的机制有哪些?

答：X 射线、γ 射线及其他带电或不带电粒子作用组成人体的原子，引起电离或激发，使人体中生物大分子（如蛋白质分子、DNA 分子和酶）的结构破坏，进一步影响组织或器官的正常功能，严重时导致机体死亡。人体受射线照射后，从吸收射线能量到出现损伤效应，要经过原发作用和继发作用两个阶段。最后是否出现损伤变化及其轻重程度，还取决于自身的修复能力和各种影响因素。因此说，射线对人体的损伤是一个非常复杂的病理变化过程。

◎**提示**

影响放射损伤的因素分为 3 个方面：一是物理因素；二是生物因素；三是化学因素。

146. 放射防护的基本手段有哪些?

答：（1）时间防护。外照射的照射剂量与受照时间成正比，受照时间越长，所受剂量越大。因此，在不影响工作的情况下应尽量减少受照时间。

（2）距离防护。放射源在周围空间所产生的照射量率与距离的平方成反比。所以，增加与放射源的距离可大幅度减低受照射量。因此在不影响工作的情况下应尽量远离放射源。

（3）屏蔽防护。即根据物质可以吸收和减少辐射的原理，在放射源与人之间设置屏蔽物以减少射线照射，使放射工作人员和公众受照剂量在国家规定限值之内。

147. 放射防护的常规方法有哪些?

答：防止放射危害的根本方法是控制辐射源的质量，任何放射工作都应首先考虑在保证应用效果的前提下，尽量减少辐射源的用量。选择危害小的辐射源，如医学脏器显像应选用纯γ发射体，而治疗选用纯β发射体，有利于防护。X线诊断和工业探伤，采用灵敏的影像增强装置，可减少照射剂量。防护工作一般分为内、外防护两部分。

（1）外防护除控制放射源外，主要从时间、距离和屏蔽3个方面进行。

时间防护是在不影响工作质量的原则下，设法减少人员受照时间。如熟练操作技术、减少不必要的停留时间、几个人轮流操作等。

距离防护是在保证效果的前提下，应尽量远离辐射源，在操作中切忌直接用手触摸放射源，使用自动或半自动的作业方式为好。

屏蔽是外防护应用最多、最基本的方法。有固定的，也有移动的，有直接用于辐射源运输储存的，也有用于房间设备以及个人佩戴的。屏蔽材料则需根据射线的种类和能量来决定，如X射线、γ射线可用铅、铁、混凝土等物质，β射线宜用铝和有机玻璃等。

（2）内防护主要有围封隔离、除污保洁和个人防护3个环节。

围封隔离是采用与外界隔离的原则，把开放源控制在有限的空间内。根据使用放射性核素的放射性危害的大小、用量多少以及操作形式繁简，按照《放射性防护规定》，把放射性工作单位分为3类。一、二类单位不得设于市区，三类和属于二类医疗单位可设于市区。在污染源周围按单位类别要划出一定范围的防护监测区，作为定期监测环境污染的范围。放射性工作场所、放射源以及盛放射性废物的容器等要加上明显的放射性标记，提醒人们注意。对人员和物品出入放射性工作场所要进行有效的管理和监测。

应用放射源不可能完全不污染，应除污保洁，随时监测污染。采取通风过滤的方法，使污染保持在国家规定的限制以下。对放射性“三废”要按国家规定统一存放和处理。

◎提示

个人防护的总原则：应禁止一切能使放射性核素侵入人体的行为，如饮水、进食、吸烟、用口吸取放射性药物等。要根据不同的工作性质，配用不同的个人防护用具，如口罩、手套、工作服等。

148. 什么是射频辐射？

答：射频辐射也称无线电波，是指波长范围为 1 mm 至 3 km 的电磁波，包括高频电磁场和微波。高频电磁场按波长可分为长波、中波、短波和超短波，微波分为分米波、厘米波和毫米波。

高频电流周围发生的交变电磁场可以其波长的 1/6 为界，相对地划分为近场区（感应场）及远场区（辐射场）两个作用带。在感应区内，对人体的影响主要是电磁场的作用。在此区内电场与磁场的强度大小没有一定的比例关系，在实际工作中要分别测定电场强度和磁场强度。当高频振荡电波的频率高达 300 MHz 以上时，工作人员都处在辐射场区内，受到的是辐射波能的影响。这种波长小于 1 m 的电磁波称为微波，其强度以功率密度来表示。

149. 射频辐射的职业接触机会有哪些？它对人体健康的影响有哪些？

答：接触射频辐射的工种主要有：高频感应加热，如高频热处理、焊接、冶炼，半导体材料加工等，使用频率多为 0.3～3 MHz。高频介质加热，如塑料制品热合，木材、棉纱、纸张、食品的烘干，使用频率一般为 10～30 MHz。微波主要用于雷达导航、探测、通信、电视及核物理研究等，频率为 3～300 GHz。微波加热应用近年来发展较快，用于食品加工、医学理疗、家庭烹调、木材纸张、药材、皮革的干燥等。

强度较大的无线电波对机体的主要作用，是引起中枢神经和植物神经系统的功能障碍。主要症状为神经衰弱综合征，以头昏、乏力、睡眠障碍、记忆力减退最常见。较具有特征的是植物神经功能紊乱，如心动过缓、血压下降。但在大强度影响的后阶段，有的则相反呈心动过速、血压波动及高血压倾向。常有月经周期紊乱、性欲减退的症状，但未见影响生育功能。微波接触者除神经衰弱症状较明显，持续时间较长外，还有脑电图慢波显著增加，周围血白细胞总数暂时下降。长期接触大强度微波的人员中，发现晶状体点状或小片状混浊，有个别白内障报告。一般认为微波能加速晶状体正常老化过程。

◎提示

一般来说，射频辐射对机体的作用主要是功能性改变，停止接触数周后症状可减轻或消失。

150. 怎样预防射频辐射的危害?

答：根据一些工厂的实际防护效果显示，最重要的是对电磁场辐射源进行屏蔽，其次是加大操作距离，缩短工作时间及加强个人防护。

（1）场源屏蔽。利用可能的方法，将电磁能量限制在规定的空间内，阻止其传播扩散。首先要寻找屏蔽辐射源，如高频感应加热介质时，电磁场的辐射源为振荡电容器组、高频变压器、感应线圈、馈线和工作电极等。又如，高频淬火的主要辐射源是高频变压器，熔炼的辐射源是感应炉，黏合塑料源是工作电极。通常振荡电路系统均在机壳内，只要接地良好，不打开机壳，发射出的场强一般很小。

屏蔽材料要选用铜、铝等金属材料，利用金属的吸收和反射作用，使操作地点的电磁场强度减低。屏蔽罩应有良好的接地，以免成为二次辐射源。

微波辐射多为机器内的磁控管、调速管、导波管等因屏蔽不好或连接不严密而泄漏，因此，微波设备应有良好的屏蔽装置。

（2）远距离操作。在屏蔽辐射源有困难时，可采用自动或半自动的远距离操作，在场源周围设有明显标志，禁止人员靠近。根据微波发射有方向性的特点，工作地点应置于辐射强度最小的部位，避免在辐射流的正前方工作。

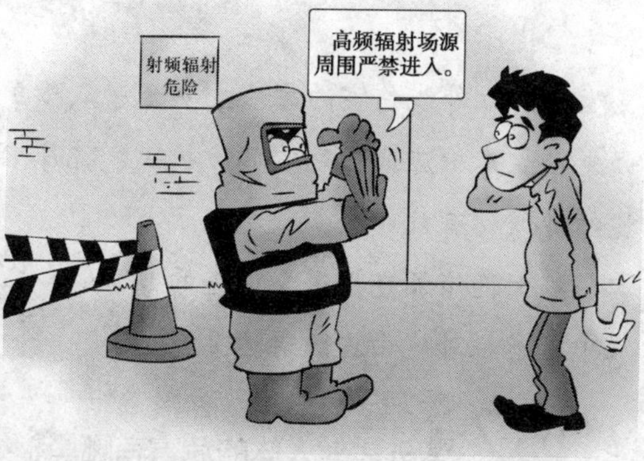

（3）个人防护。在难以采取其他措施时，短时间作业可穿戴专用的防护衣帽和眼镜。

◎**提示**

预防射频辐射的危害最重要的是对电磁场辐射源进行屏蔽，其次是加大操作距离，缩短工作时间及加强个人防护。

151. 红外线对人体的危害有哪些？接触红外线的机会有哪些？

答：红外线对机体的危害有：

（1）红外线照射皮肤可出现红斑反应，反复照射局部可出现色素沉着。过量照射，特别是短波红外线照射，除发生皮肤急性灼伤外，还可透入皮下组织，对血液及深部组织加热。

（2）红外线照射眼睛可引起角膜损伤、视网膜及脉络膜灼伤、红外线白内障等。

接触红外线的机会有：炼钢业的炼钢工、铸锭工、轧钢工、锻钢工；玻璃制造业的熔融玻璃工、玻璃炉吹工；制鞋业中的红外加热等。另外，夏季露天作业也可受到太阳光的红外辐射。

◎提示

预防红外线伤害的方法主要是穿戴防护服和防护帽。严禁裸眼看强光，生产中应戴绿色玻璃防护镜，镜片中需含有氧化亚铁或其他过滤红外线的有效成分。

据大连市调查报道，调查的 2 100 名炼钢、吹玻璃工、焊工等工人中，患红外线白内障者达 2.5%。

152. 紫外线对人体的危害有哪些？如何防护？

答：紫外线照射皮肤时，可引起血管扩张，出现红斑，过量照射可产生弥漫性红斑，并可形成小水泡和水肿，长期照射可使皮肤干燥、失去弹性和老化。紫外线与煤焦油、沥青、石蜡等同时作用于皮肤时，可引起光感性皮炎。

紫外线照射眼睛时，可引起急性角膜炎，常因电弧光如电焊引起，故称为电光性眼炎。

预防紫外线的危害应采用自动或半自动焊接，增大与辐射源的距离。电焊工及其助手必须戴专用的防护面罩或眼镜及适宜的防护手套，不得有裸露的皮肤。电焊工操作时应使用移动屏幕围住作业区，以免其他工种的人员受到紫外线照射。电焊时产生的有害气体和烟尘，应采用局部排风措施加以排除。

◎**提示**

电焊工工作时除要戴护目眼镜外，还应戴口罩、面罩，穿戴好防护手套、脚盖、帆布工作服。

153. 什么是激光？其职业接触机会有哪些？

答：激光是一种人造的、特殊类型的非电离辐射，是在原子、分子内受激辐射而产生的一种新光源，并因此而得名。激光具有亮度高、单色性、方向性、相干性好等一系列优异特性，因而在工业、农业、国防、医疗和科研领域中有着广阔的应用前景。

产生激光的装置称为激光器，目前已有数百种之多。按工作物质的不同，可分为固体激光器，如红宝石激光器；气体激光器，如二氧化碳、氦、氖激光器；液体激光器，如有机染料溶液激光器；半导体激光器，如砷化镓激光器。激光器的工作方式有连续和脉冲波两种，连续波的输出功率从几毫瓦到几百瓦，脉冲峰值功率可高达几百兆瓦。激光器发射的波长，既有可见光也有红外、紫外波段的光。

激光可用于精密机械的加工，如测量、钻孔、画线、切割，用于通信、测距、瞄准、雷达、电视，可用于微量元素分析、全息照相、大气污染测定及地质测量等，在医疗上用于外科手术等。接触激光的人员随着应用的扩大日益增加。

154. 激光对人体的伤害有哪些？如何防护？

答：激光对人体的伤害主要是眼睛，其次是皮肤。

（1）对眼睛和视觉的伤害。激光能烧伤生物组织，尤其对视网膜的灼伤最多见。因为激光束能通过眼自身的屈光系统在视网膜上聚焦成一个非常小的光斑，使光能高度集中而导致灼伤。处在红外区或微波区的激光辐射可被虹膜或晶体吸收造成热损伤，导致虹膜炎和白内障。激光对眼睛的伤害与其波长、脉冲宽度、间隙时间、光束的能量、入射角度、受照组织特性等因素有关。眼睛受激光照射后，可突然有眩光感，出现视力模糊或眼前出现固定黑影，甚至视觉丧失。激光辐射对视网膜的损害是无痛的，易被人们忽视。长期经常接触小剂量和漫反射激光的照射，工作人员一般不会发现自己视力的损伤，有时有一般神经衰弱，工作后视力疲劳、眼痛等，无特异症状。激光对眼睛的意外伤害，除个别人发生永久性视力丧失外，多数经治疗后均有不同程度的恢复。

（2）对皮肤的伤害。激光对皮肤的伤害过程表现为轻度红斑、灼烧直至组织炭化坏死，此外亦可损伤色素细胞，引起毛细血管栓塞，有时可见血管破裂和溢血。皮肤损伤通常是可逆的和可复的。

预防激光危害最主要的方法是安全教育，严禁裸眼观看激光束，注意操作规程。确定操作区及危险带并要有醒目的警告牌，无关人员不得随意进入。要佩戴合适的防护眼镜、防护手套。定期检查身体，特别是眼睛。

操作室围护结构要用吸光材料制成，色调宜暗。室内不得设置安放能反射、折射光束的设备、用具。激光束的防光罩要用耐火材料制成，其开启应与光束放大系统的截断器相连。

◎提示

激光对人体的危害主要是眼睛和皮肤，因此，对其防护主要是避免观看和接触，同时对操作室布置有一定要求。

第6章 职业性肿瘤及其预防

155. 什么是职业性肿瘤？目前已公认的职业性致癌因素有哪些？

答：职业性肿瘤是由于接触职业性致癌因素而引起的肿瘤，可表现为：接触该类因素的人群中有肿瘤发病率和死亡率的超出当地平均水平，肿瘤发病和死亡年龄提前，或频发罕见肿瘤。职业性肿瘤一般都有特定的部位与性质，但是在临床表现上与非职业肿瘤并无明显的不同。

能引起职业性肿瘤的致病因素称为职业性致癌因素，它可包括化学的、物理的和生物的因素，常见为化学因素。目前国际上已公认的职业性致癌因素有：燃煤烟灰引起阴囊癌，沥青、煤焦油引起皮肤癌，页岩润滑粉引起阴囊癌，切削油引起阴囊癌，焦炉煤气、铬酸盐、氯甲醚引起肺癌，无机砷酸盐引起皮肤癌、肺癌，镍引起鼻腔癌、肺癌，石棉引起肺癌、胸腹膜间皮瘤，芥子气引起肺癌、上呼吸道癌，氯乙烯引起肝血管肉瘤，苯引起白血病，β—萘胺、α—萘胺、联苯胺、4—氨基联苯引起膀胱癌，硬木家具工易患鼻窦癌，电离辐射（放射线）引起肺癌、皮肤癌、骨肉瘤、白血病。

◎提示

与职业有关的能引起肿瘤的因素称职业性致癌因素，是重要的职业危害因素之一。一般分为 3 大类：①机械刺激，如反复外伤刺激；②物理因素，如紫外线、电离辐射等；③化学因素，如某些无机与有机化合物等。

156. 职业性肿瘤的特征有哪些？

答：职业性肿瘤一般具有如下特征：

（1）职业性肿瘤有明确的病因可寻。

（2）职业性肿瘤发病率较其他职业病低，但很少有自律性。

（3）与特定的接触毒物方式有关，如吸入不溶性的镍化物有致癌性，而可溶性的镍盐则无。

（4）职业性肿瘤有固定的癌变部位。

（5）通常在接触职业因素 15～20 年发病，最短者要 2～5 年，长者可达 30～40 年。

（6）职业性肿瘤的细胞类型和临床经过也有相对的规律。职业性肿瘤一旦发生，即按其自身规律演进，少有自愈，故应及早治疗。

157. 目前已确认的主要职业性致癌物及生产过程有哪些？

答：职业性肿瘤的病因必须是已经确定的职业性的使人致癌的因素，国际公认的现已有 20 多种，其物理及化学的性质并无一致性，然而可以并为下列类别：

（1）物理性因素，如电离辐射、X 射线、紫外线等。阳光中的紫外线易致白种人患皮肤癌，野外工作者可能有较多接触。近年对低频电磁场的致癌性的调研较多，但尚未有结论。视频终端的射线已经因改进构造被消除，不至于有致癌性危害。

（2）直接作用烷化剂。这类化学物不需经过代谢活化，直接能与

DNA 链上的碱基作用，使之烷化（主要为甲基化），形成共价结合，改变了遗传密码，诱发突变，可引起肿瘤启动、恶变等一系列病变。其代表化学物为二氯甲醚和芥子气，有很强的引发肺癌及其他呼吸道癌的作用。最近环氧乙烷及乙醛也被肯定为人致癌物。

（3）间接作用烷化剂。这类化学物必须经过体内的代谢活化，转变成亲电子剂，才能引起 DNA 的烷化作用。致癌物在各个器官以及组织细胞中的不同分布、活化和靶分子的交互作用的差别，是决定致癌作用结果、发癌器官及癌细胞性质的主要因素。现已知晓的致癌物大多属此类，在职业接触中较常遇者有：①焦油、沥青及含碳物不完全燃烧烟气中的稠环芳烃；②苯；③以联苯胺为代表的芳胺类；④以氧乙烯为代表的卤代烃类。

（4）金属和类金属致癌物。无机砷化物、不溶或难溶性的炼铬余渣、镍化物、铍和铍化合物、镉和镉化合物已被肯定为人致癌物。金属和类金属的致癌作用的机理尚不清楚，已知部分作用可能是干扰了 DNA 复制酶，影响到 DNA 复制时的恒定性，从而引起细胞恶变。

（5）石棉及人造矿质纤维。石棉为肯定的致人肺癌及弥漫性间皮瘤的危险物质，与吸烟有很剧烈的交互增强作用，因其潜隐期很长，在国内尚未引起足够的重视。近年发现与天然石棉有着相似粗细和长短的人造矿物纤维，也有类似的危害。石棉的致癌机理过去持固态致癌物阻断接触抑制的说法，现今已深入研究到石棉类物质可以通过刺激细胞炎症性反应及促进细胞恶变因子（TGF）等干扰细胞激素的机制。

（6）致癌因素未明的工种。通过流行病学调研，已肯定一些有肿瘤高发的工种，如硬木家具木工的鼻腔癌；皮革及修靴工高发鼻腔癌；橡胶硫化工种高发肺及膀胱癌等。

（7）其他。在职业肿瘤问题中，目前尚有许多情况了解不够，如职业性促癌物、协同致癌物接触的健康后果，及间接作用的工作有关肿瘤等。

以往的肿瘤发生学说将环境性外因与遗传内因对立，互不相容地看待，现今则认为，肿瘤是个人生活方式所引起的环境致癌物，包括职业性因素的接触，长时间作用于具有遗传易感性的个体而致的后果。外因和内因各有其互相联系着的作用方面。职工除职业接触之外，被遗传背景所决定的酶多态，生活方式、个人嗜好（如吸烟、酗酒等）都有重要的交互作用。许多职业性肿瘤并非是某一个单因素所致，如云南个旧锡矿工的肺癌高发，就可能是矿尘中的砷、吸烟、矿下的氡子体、硅尘、空气中的稠环芳烃与砷污染等综合作用的结果，虽然其他因素也有促进，但起着首要作用的仍是砷。

158. 职业性呼吸道肿瘤的常见病源有哪些？

答：常见病源如下：

（1）砷。人群调查证明，接触无机砷化合物可引起呼吸道肿瘤，特别是肺癌。含砷有色金属冶炼，特别是铜冶炼工人因接触氧化砷，肺癌发病率比常人显著增高。调查已证明，接触砷的累积剂量与呼吸道肿瘤死亡率有明确的接触水平—反应关系。同时，砷化物暴露，包括饮高砷水还可致皮肤癌。

（2）石棉。石棉是公认的致肺癌物质，1934 年首次报道，1955 年被确认。在其后大量的调查研究中，证明肺癌是威胁石棉工人健康的一种主要疾病，占石棉工人总死亡的 20%。从接触石棉至发病的潜伏期约为 20 年，并呈明显的接触水平—反应关系。石棉致癌作用的强弱与石棉种类及纤维形态有关。此外，石棉还可致胸腹膜间皮瘤。

（3）铬。人群流行病学调查已证明，铬特别是六价铬可致呼吸道肿瘤。从事铬酸盐生产的工人的肺癌发病率比一般人高，其患肺癌死亡人数占全部死亡人数的 20%～45%（一般人群为 8%～12%），铬酸盐生产工人发生肺癌死亡的危险度比一般人高出 3～30 倍。铬铁合金生产也见类似情况，但电镀过程接触铬酸的工人则未见有此现象。

（4）氯甲醚类。工业上应用此类化合物有两种：双氯甲醚和氯甲甲醚，多用于生产离子交换树脂。二者对于呼吸道黏膜均有强烈刺激作用。大量研究证明，氯甲醚类可致肺癌，所引起的肺癌多为燕麦细胞（未分化小细胞）型肺癌，恶性程度高。

（5）其他。接触放射性物质、芥子气、异丙油、镍精炼、多环芳烃等，均可使呼吸道肿瘤增多。此外，吸烟对职业性呼吸道肿瘤可有明显影响或相互作用。

◎提示

目前，已知对人类呼吸道有致癌作用的物质有放射性物质、石棉、焦油化物、氯甲醚类、芥子气、异丙油、木屑尘和金属镍、铬、砷、铍以及作为职业辅助因子的烟草烟气等。这些致癌物中，不少对呼吸道有特别的亲和力。

159. 职业性膀胱癌的常见病源有哪些？

答：职业性膀胱癌因与职业的关系非常密切而在职业性肿瘤中占有重要地位，在膀胱癌死亡病例中有 20%可找到可疑的致癌物接触史。现已证实职业性膀胱癌主要由于接触芳香胺类化学物质所致，其中常见的有 β—苯胺、金胺、夏红等。这类物质的用途主要是染料中间体或橡胶塑料防老剂。

◎提示

目前全世界报道的职业性膀胱癌已超过3 000例，主要发生在涂料化工、橡胶塑料、电缆制造、纤维印染或印刷以及煤气、炼焦油、沥青等作业工人中。

160. 职业性皮肤癌的常见病源有哪些?

答：职业性皮肤癌是最早发现的职业肿瘤，约占人类皮肤癌的10%。职业性皮肤癌与致癌物的关系往往是最直接、最明显的，经常发生在暴露部位和接触局部。最早发现的皮肤癌是扫烟囱工人的阴囊皮肤癌，它是由于阴囊皮肤直接接触煤焦油类物质所引起。亦可由乳头状瘤发展而成，并以扁平细胞角化癌较为常见。

页岩油、煤焦油、沥青、木馏油等在引起职业性皮肤癌前可出现癌前皮损，表现为接触部位产生煤焦油黑变病、痤疮和乳头状瘤（或称“煤焦油软疣”），最常见于面、颈、前臂和阴囊。其他前驱性皮损还可有皮肤炎症、红斑疹、指甲变形、白斑症、角化过度和局限性侵蚀性溃疡等。

接触无机砷化物可诱发皮肤癌，早期见四肢及面部皮肤出现过度角化、色素沉着、溃疡形成、Bowen病。这些变化可能属于癌前病变，可发展成扁平细胞角化癌或腺癌。

长期接触X射线，又无适当防护的工作人员患皮肤癌增多，潜伏期为4～17年，多见于手指。早期见皮肤呈局灶性增厚，有较深的皱纹与擦损、局部萎缩、皮肤色素加深或减退、毛细血管扩张、指甲变脆、甲面成沟并凹陷，有时可出现溃疡，称为X线皮炎。在皮炎的基础上，进一步发展可出现癌变。但目前认为，电离辐射引起的皮肤癌，在一般职业条件下不常见。

161. 职业性白血病的常见病源有哪些?

答：接触高浓度苯可引起白血病，多数出现在接触苯后数年至 20 年，短者仅 4～6 个月，长者可达 40 年。以急性粒细胞性白血病最常见，也可引起较罕见的红白血病。值得注意的是，苯中毒白血病的发病通常继发于全血细胞减少或再生障碍性贫血之后。我国报道的白血病病例，在发病前多出现血细胞减少或再生障碍性贫血。近年发现，如对全血细胞降低的患者作骨髓检查，也有可能证明是属于一种周围血细胞减少的白血病，故由苯中毒发展为白血病的实际病例可能更多些。

第7章 职业性传染病及其防治

162. 什么是职业性传染病？目前常见的有哪几种？

答：职业性传染病主要由生物性病源微生物引起。与非职业性传染病的不同特点主要是：流行病学特征及传染源均与职业因素有关，是在生产过程中接触病源而发病的。虽然职业性传染病的接触行业范围较有限，但由于病情较特殊，因此，应重视对接触工人进行个人卫生防护及病源传播知识教育，保护工人健康，这是预防职业性传染病的一项重要措施。

目前发现的职业性传染病大都是由各种微生物病菌引起的，常见的有炭疽、森林脑炎、布氏杆菌病等 3 种类型。

163. 什么是炭疽病？如何防治？

答：炭疽病是炭疽杆菌所引起的急性传染病。本病常可因皮肤直接接触带有炭疽杆菌的牛、马、羊、骆驼等病、死牲畜及其皮毛而感染，也可因为吸入炭疽杆菌芽孢的灰尘或食用了染菌的肉类而得病。当牧场、屠宰场、牛奶厂工人，皮毛搬运、加工工人以及兽医等在工作中被感染发病时，称为职业性炭疽病。对于炭疽病的预防，应采取以下措施：

（1）严格控制传染源：①发现病人，应严格隔离。皮肤炭疽患者应隔离至创口痊愈，痂皮脱落为止。其他类型患者应待症状消失，分泌物或排泄物培养连续 3 次阴性后方可出院。死者遗体应火化或深埋。②可疑病畜应立即隔离，已确诊病畜应隔离治疗。畜尸应彻底烧毁或深埋于地面 2 m 以下，并加大量漂白粉或生石灰，再用泥土掩埋严实，严禁解剖、剥皮、食肉。③对疫区进行封锁。

（2）切断传播途径：①患者的衣服、被褥等用品须严格灭菌，治疗器械需用 5%苯酚（旧称石炭酸）浸泡 2 h。病人的排泄物、分泌及伤口辅料、病室内的垃圾应集中处理或焚毁。②做好牲畜检疫，加强兽医卫生监督，发现病畜立即隔离治疗，对可疑染菌的皮、毛、骨应予以消毒处理。③饲料、水源、牧场凡有可能被污染时，应禁止使用并进行消毒处理，污染地区不准放牧。④加强皮革业、兽毛加工及屠宰工人、放牧人员的防护措施。

（3）保护易感染者：①凡从事畜牧业及畜牧品加工人员、兽医、疫区人群应采取严格的防护措施。②医务人员及兽医要加强个人防护，工作后以 1∶1 000 升红汞溶液泡手。③对接触患者应进行 8～12 天的医学观察。

164. 什么是森林脑炎？如何防治？

答：森林脑炎又称苏联春夏脑炎或称远东脑炎，是由森林脑炎病毒经硬蜱媒介所致自然疫源性急性中枢神经系统传染病。临床特征是突然高热、意识障碍、头痛、颈项、上肢与颈部及肩胛肌瘫痪，后遗症多见。

森林脑炎病毒属于虫媒病毒乙群，为 RNA 病毒，可在多种细胞中繁殖，耐低温，而对高温及消毒剂敏感，野生啮齿动物及鸟类是主要传染源，林区的幼畜及幼兽也可成为传染源，传播途径主要由于硬蜱叮咬。人群普遍易感，但多数为隐性感染，仅约1%出现症状，病后免疫力持久。本病分布中国、前苏联、捷克、保加利亚、波兰、奥地利等国，我国主要见于东北及西北

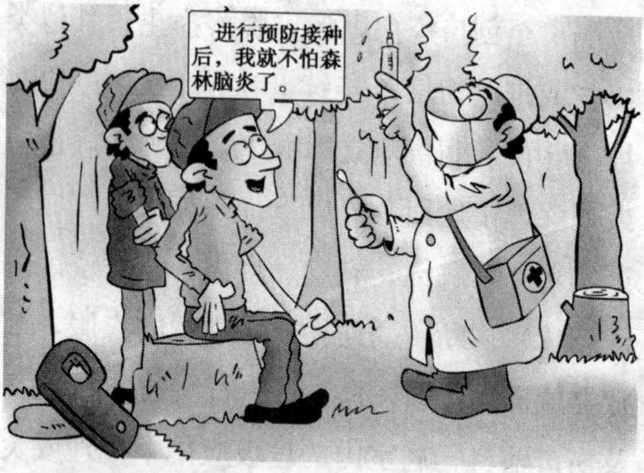

原始森里地区，流行于5—6月份，8月后下降。多散发，林区采伐工人患病比较多。潜伏期7～12天，多数10～12天。

森林脑炎的预防措施：①加强防蜱灭蜱。②在林区工作时穿五紧防护服及高筒靴，头戴防虫罩。衣帽可浸邻苯二甲酸酯，每套200 g，有效期10天。③病人衣服应进行消毒灭蜱。④预防接种，每年2月前注射森林脑炎疫苗，第一次2 ml，第二次3 ml，间隔7～10天，以后每年加强1针。

165. 什么是布氏杆菌病？如何防治？

答：布氏杆菌病是一种由布氏杆菌属引起的传染病。主要由动物传染给人，潜伏期为2～4周。急性布氏杆菌病的特征为发热、败血症。治疗不及时症状可持续数月，并伴有关节、肠、脑膜的炎症反应。

急性感染后，可迅速或数日以至数年转为慢性布氏杆菌病。也有病例表现为急性期并不明显就过渡到慢性期。主要引起关节、肠的损害，自觉症状为体弱无力、精神不佳。

布氏杆菌病在我国发病率较低，治疗以抗菌治疗及对症处理

为主。

职业性布氏杆菌病的接触行业主要是接触猪、羊、牛等的饲养员、兽医、屠宰场工人、售肉者以及从事畜毛、皮加工的工人。因此，在以上行业中应重视个人防护，作业中应穿戴防护服、手套及靴子，认真遵守工作制度，不在工作区进食、吸烟等，必要时可预防接种。

治疗布氏杆菌病的主要方法有：抗生素治疗及磺胺疗法。特异性抗原疗法、中医中药、中西医结合及其他疗法。对于急性期病人，短期足量抗生素治疗效果较好，而慢性期病人可采用特异性抗原治疗及中医治疗，中西医结合治疗往往效果更佳。

职业型布氏杆菌病的预防应采取积极的以畜间免疫为主的综合性措施。一是要加强畜间免疫，形成免疫屏障；二是加强畜间检疫工作，及时隔离淘汰病畜；三是要切断传播途径；四是要做好个人防护；五是出现布病症状应尽早到当地卫生防疫部门进一步检查，以免耽误治疗。卫生和农业部门接到疫情报告，要立即组织人员联合开展调查和疫区处理，分工合作，协调配合，防止疫情蔓延。各级卫生专业机构要对急、慢性布氏杆菌病病人进行系统、规范治疗。

166. 预防职业性传染病的常规措施有哪些?

答：预防职业性传染病，除运用预防职业病的常规措施外，还要运用预防传染病的常规措施，这些措施包括：

（1）要注意管理传染源。对患者和病原体携带者实施管理，要求早发现，早诊断，早隔离，积极治疗患者。对动物传染源，有价值的野生动物及家畜，应隔离治疗，必要时宰杀，并加以消毒，无价值的野生动物发动群众予以捕杀。

（2）要有效切断传播途径。要根据传染病的不同传播途径，采取不同防疫措施。肠道传染病作好床边隔离，吐泻物消毒，加强饮食卫生及个人卫生，作好水源及粪便管理。呼吸道传染病应使室内开窗通风、空气消毒、个人戴口罩。虫媒传染病应有防虫设备，并采用药物杀虫、防虫、驱虫。

（3）要保护好易感人群。要提高人群抵抗力，有重点有计划地预防接种，提高人群特异性免疫力。人工自动免疫是有计划的对易感者进行疫苗、菌苗、类毒素的接种，接种后免疫力在1～4周内出现，持续数月至数年。人工被动免疫是紧急需要时，注射抗毒血清、丙种球蛋白、胎盘球蛋白、高效免疫球蛋白，注射后免疫力迅速出现，维持1～2月即失去作用。

以上这些措施，应在可能发生职业性传染病的生产过程中始终注意贯彻执行。

第8章 劳动防护用品的使用

167. 什么是职业卫生的防护？

答：防护有预防、保护之意，职业卫生防护泛指在职业卫生工作中，为保护劳动者健康，治理职业危害，预防职业病发生而采取的一切有效措施和方法的总称，如安装除尘器、使用劳动保护用品、机械通风、自然通风等。

168. 个人防护用品的类型有哪几种？各起什么作用？

答：个人防护用品在预防职业危害的综合措施中，属于第一级预防部分，当劳动条件尚不能从设备上改善时，还是主要防护手段。在某些情况下，如有可能发生中毒事故或设备检修时，合理使用个人防护用品，可起到重要的防护作用。

个人防护品有防护服装、防护鞋帽、防护手套、防护面罩及眼镜，隔音器，呼吸防护器，皮肤防护剂等。

个人防护用品主要有隔热屏障和吸收过滤的作用，起到隔热和屏障作用的有防护服装、口罩、帽、手套、防护面具、隔音器等。例如，根据接触职业的主要生产性有害因素，可以分别装备防尘、防酸碱腐蚀、防高温辐射和防放射性物质黏污的防护服装等；根据噪声的频谱和强度装备内耳或外耳隔音器等，用以减少劳动者直接接触或受污染的程度，起到一定的保护作用。起吸收和过滤作用的有防护眼镜和呼吸防护用具。例如，防护眼镜片可选择性地吸收过滤紫外线等，过滤式防毒面具能吸收过滤有毒气体和粉尘等。

◎提示

在选择个人防护用品时，不仅要注意防护效果，还应考虑是否符合生理要求，便于利用。在使用时还需加强管理和检查维护，才能有效达到应有的防护效果。

169. 如何选用防噪声耳塞、耳罩和帽盔？

答：耳塞是插入外耳道的一种栓塞，常用塑料或橡胶制作，以能密塞外耳道又不引起刺激或压迫为好。

耳罩常为塑料制品，内有泡沫或海绵垫层，覆盖双耳。耳罩能罩住部分颅骨，有助于减低一部分经颅骨传到内耳的噪声。

帽盔能覆盖大部分头骨，以防止强烈噪声经头骨传导到内耳，帽盔两侧耳部常垫防声材料，加强防护效果。

使用这些防声器时，应根据噪声的强度和频谱合理选用。对噪声强度是 110 dB 的中频噪声，只用耳塞即可，对 140 dB 的噪声，即使是低频，也应耳塞和耳罩并用，或戴帽盔。

170. 如何保护听力？

答：工人长期在噪声环境下工作，如果不重视听力保护，随着时间的推移，轻则感到耳朵“背”，重则发展成为“聋子”。那么，怎样保护听力呢？首先，定期进行健康检查。工人应主动配合体检工作，根据检查的听力情况，建议厂方采取相应措施。其二，注意休息和加强营养。下班后要睡好觉（特别是倒班工人），不要娱乐过度，这样有利于听力的恢复，同时在生活上要多吃富含维生素和蛋白质丰富的食物。其三，在现场工作时要使用个体防护用品，如耳罩、耳塞等。另外如有耳部及相关疾患，应积极治疗。总之，只要做到以上几点，就能最大限度的保护好听力。

171. 如何佩戴个人防护用品?

答：（1）头部防护，佩戴安全帽，适用于物体坠落的危险环境，或存在物体击打的危险环境。

（2）坠落防护，系好安全带，适用于需要登高时（2 m 以上），或有跌落的危险时。

（3）眼睛防护，佩戴防护眼镜、眼罩或面罩，适用于存在粉尘、气体、蒸气、雾、烟或飞屑刺激眼睛或面部时，佩戴安全眼镜、防化学物眼罩或面罩（需整体考虑眼睛和面部同时防护的需求）。焊接作业时，佩戴焊接防护镜和面罩。

（4）手部防护，佩戴防切割、防腐蚀、防渗透、隔热、绝缘、保温、防滑等手套。可能接触尖锐物体或粗糙表面时，选用防切割手套。可能接触化学品时，选用防化学腐蚀、防化学渗透的防护用品。可能接触高温或低温表面时，做好隔热防护。可能接触带电体时，选用绝缘防护用品。可能接触油滑或湿滑表面时，选用防滑的防护用品，如防滑鞋等。

（5）足部防护，佩戴防砸、防腐蚀、防渗透、防滑、防火花的保护鞋，使用于可能发生物体砸落的地方，要穿防砸保护鞋。可能接触化学液体的作业环境要防化学液体，并注意在特定的环境穿防滑或绝缘或防火花的鞋。

（6）防护服，保温、防水、防化学腐蚀、阻燃、防静电、放射线等。高温或低温作业要能保温，潮湿或浸水环境要能防水，可能接触化学液体要具有化学防护作用，在特殊环境要能阻燃、防静电、放射线等。

（7）听力防护，根据《工业企业职工听力保护规范》选用护耳器，并提供适宜的通信设备。

（8）呼吸防护，根据《呼吸防护用品的选择、使用与维护》（GB/T 8664—2002）选用。要考虑是否缺氧，是否有易燃、易爆气体，是否存在空气污染，以及其种类、特点、浓度等因素之后，选择适用的呼吸防护用品。

172. 呼吸防护器的作用有哪些？

答：呼吸防护器包括防尘口罩、防毒口罩、防毒面具等，种类甚多。根据结构和作用原理分为过滤式和隔离式两大类。

（1）过滤式呼吸防护器，也称净化式防护器。机械过滤式呼吸防护器使用防御各种粉尘、烟或雾等有害物质，常称为防尘口罩。性能好的口罩能过滤掉细尘，并有较好的通气性，阻力小。这类口罩使用一段时间后，因粉尘等阻塞滤料空隙，阻力会增大，须注意更换滤料。化学过滤式也称防毒面具，是由薄橡皮制的面罩，用一软管或直接连接药盒组成。如有害物质不刺激皮肤，可只用一个连接药盒的口罩。因要净化的毒物不同，需选用不同的滤料，常用的滤料活性炭对各种气体和蒸气都有不同程度的吸附作用。

（2）隔离式呼吸防护器，也称供气式防护器。有自带氧气式和外界输入式两类。自带式供气瓶背在身上，视气瓶的大小决定工作时间供气式防护器主要供意外事故时救灾人员使用，或在密不通风且有害物质浓度极高又缺氧的工作环境中的人员使用。在易燃、易爆物质存在的场合，要注意气瓶万一漏气会引起事故。外用于固置蛇管面具和送气口罩两种，空气由空压机或鼓风机供给，用于固置蛇管的皮带可连接长绳，以便遇到意外时借助长绳进行援救。其适用范围与自带式相同，但活动范围受蛇管长度限制。

173. 防护帽的作用有哪些?

答：(1) 安全帽。用于防止意外重物坠落或飞击伤害头部，国内常用的有塑料安全帽，这种安全帽必须符合安全帽国家标准（GB 2811—2007）及安全帽测试方法标准（GB/T 2812—2006）的要求。

(2) 复式安全帽：①电焊工安全帽，起到安全和防护的作用；②矿工安全帽，起到安全和防尘作用；③矿工组合式安全帽盔，主要由安全帽、防尘面罩与风包 3 部分组成，起到安全、防尘、防噪声的作用。

174. 目前常用的皮肤防护用品有哪些?

答：(1) 手套。国内有采用新型橡胶体聚氨酯甲酸塑料浸塑而成，具有良好的耐热、耐寒性，能防苯类溶剂、多种油类、漆类和有机溶剂。

(2) 防护膏膜。在不适应戴手套操作时，采用膏膜防护皮肤污染，常用的是干酪素防护膏，在夏季需冷藏，对酸碱等水溶液可用由聚甲基丙烯酸丁酯制成的胶状膜液，涂敷后形成防护膜，用乙酸乙酯等溶液洗脱。

◎提示

干酪防护膏的配制方法为：将 300 g 干酪素隔夜浸泡在 850 g 温水中，滴加 25%浓氨水 10 g 至干酪素和水中，边加边搅拌，待干酪素完全溶解呈现糊膏状，添加 300 g 甘油并搅拌，然后将盛瓶移出水浴，且加 95% 乙醇 850 g，搅和即成。

175. 防护服的作用有哪些？

答：防护服主要作用是防止热辐射以及化学污染物损伤皮肤或进入体内。

（1）防热服。可分为非调节和调节两种。①非调节防热服。具有良好的反射性，以能反射辐射热而起到隔热作用的铝箔热服为代表。这种防护服配有涂金属膜反射镜片的铝箔帽盔、手套、靴。使用这类防护服必须经常注意保持表面光亮洁净，否则将失去反射辐射热的效能。石棉防热服导热系数小，隔热性好，但太重，穿着后操纵不便。白帆布防护服虽防辐射，防热作用远不如前两者，但具有经济耐用的特点，目前使用比较广泛。②调节防热服。是一种内装有若干冰袋的冷冻服，这种冷冻服是一个背心，背心前后的口袋内装有金属扁罐，罐内装有低温无毒的盐溶液，当盐溶液升温时可以调换。这种扁罐也可以放在安全帽内，在高温强辐射环境下劳动时可以使用。

（2）防化学污染服。主要防酸碱对皮肤的伤害，常以丙纶、涤纶或氯纶等面料制作。防化学物进入机体的防护服，常用的各种防护物质为不渗透或渗透率小的聚合物，涂于化纤或天然纤维织物上制成。

176. 防护眼镜和防护面罩的作用有哪些？

答：防护眼镜和防护面罩主要防护眼睛和面部免受紫外线、红外线和微波等电磁波的辐射，防止粉尘、烟尘、金属和沙石碎屑以及化学溶液溅射的损伤。

（1）防护眼镜常用柔韧的塑料和橡胶制成，框宽大、足以覆盖使用者的眼睛。

防固体碎屑的防护眼镜，主要用于防御金属或沙石碎屑等对眼睛的机械损伤，眼镜片和眼镜框架应结构坚固，抗打击，框架周围装有遮边，其上应有通风孔，防护镜片可选用钢化玻璃、胶质黏合玻璃或铜丝网。

防化学溶液的防护眼镜，主要用于防御有刺激或腐蚀性的溶液对眼睛的化学损伤。可选用普通平光镜片，镜框应有遮盖，以防溶液溅入。

防辐射的防护眼镜，用于防御过强的紫外线等辐射线对眼睛的危害。镜片采用能反射或吸收辐射线，但能透过一定可见光的特殊玻璃制成。镜片镀有光亮的铬、镍、汞或银及金属薄膜，可以反射辐射线。蓝色镜片吸收红外线，黄绿镜片同时吸收紫外线和红外线，无色含铅镜片吸收 X 射线和 γ 射线。

（2）防护面罩主要有：①普通面罩。防止固体屑末和化学溶液溅射入眼及损伤面部，用轻质透明塑料或聚碳酸酯等塑料制作，面罩两侧及下端，分别向两耳和下颏下端朝颈部延伸，使面罩能更全面地包裹面部，以增加防护效果。②有机玻璃隔热面罩。可防止热辐射对头部的作用，主要用于钢铁处理、大炉出灰、玻璃熔融等工种。③金属网面罩。用于防热和防微波辐射。④电焊面罩。除装有深绿色镜片外，其面罩部用一定厚度的硬纸纤维制成，质轻、防热，具有良好的电绝缘性，可防止电焊时产生的高热、紫外线、红外线、可见光以及烟雾刺激。

177. 目前常用的防噪声用具的作用有哪些？

答：常用的防噪声用具有防噪声耳塞、耳罩和帽盔。

(1) 耳塞。为插入外耳道的一种栓塞，常用塑料和橡胶制作。对耳塞的要求是能密塞外耳道而又不引起刺激或压迫感。

1）防声耳塞。常用的可分为大、中、小三号，使用于噪声强度不超过120 dB的作业环境，隔声量为10～30 dB。形式很多，最普通者其塞入耳道的一端为鸡心状，有中空的，也有实心的，同时应按耳道形状具体选配，选配不当，防声效果不佳。

2）防声软塑料海绵塑料耳塞。富有弹性且柔软，用时捏紧塞入耳道，然后待其自行弹起，可适应于不同类型耳道，隔声效果可达20～30 dB。

3）防声棉耳塞。用柔化处理的超级纤维玻璃棉制成，隔声量可达15～30 dB。

4）棉花团耳塞。用棉花团罐以凡士林插入外耳道，形成最简单的耳塞，隔声量可达20 dB左右。

(2) 耳罩。体积较大、较重，常用塑料制成，呈矩形杯碗状，内具泡沫或海绵垫层，覆盖于双耳，两杯碗间连以富有弹性的头带（弓架），使其紧夹于头部。隔声量在30 dB左右。

(3) 防噪声帽盔。能覆盖大部分头骨，以防止强烈噪声经骨传导而到达内耳，帽盔两侧耳部常垫衬防声材料，以加强防护效果，防声量较大，但十分笨重，价钱也高，一般不常用。

对耳塞、耳罩、帽盔的选用，应考虑环境中噪声的强度和性质，以及各种防声用品的防声效果。对稳态噪声，其强度在100 dB以下，且频率大多数为中频者，可单用耳塞或耳罩。如噪声过强，即使为低频，则宜并用耳塞和耳罩，或戴防噪声帽盔。

178. 使用个人防护用品要注意的问题有哪些？

答：(1) 选择防护用品应针对防护要求，正确选择符合要求的用品，决不能选错或将就使用，以免发生事故。

（2）对使用防护用品的人员应进行教育和培训，使其能充分了解使用的目的和意义，认真使用。对于结构和使用方法较为复杂的用品，如呼吸防护器，宜进行反复训练，使其能迅速使用。用于紧急救灾的呼吸器，要定期严格检查，并妥善存放在可能发生事故的邻近地点，便于及时使用。

（3）妥善维护保养防护用品，不但能延长其使用期限，更重要的是能保证用品的防护效果。耳塞、口罩、面具等用后应以肥皂、清水洗净，并以药液消毒，晾干。净化式呼吸防护器的滤料要定期更换，以防失效。防止皮肤污染的工作服用后应集中洗涤。

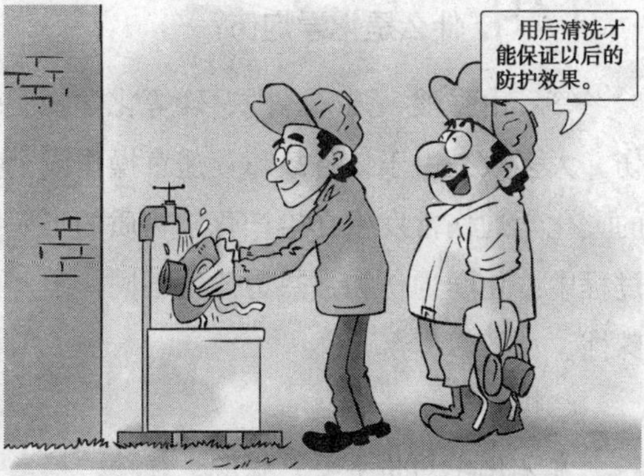

（4）防护用品应有人管理，负责维护保养，以保证个人防护用品充分发挥作用。

第9章 工伤事故及处理

179. 什么是化学灼伤?

答：由强酸、强碱、酚、磷等化学物质引起的烧伤，称为化学灼伤。大多数是由于设备故障，违章操作或个人防护不当等原因所造成的。化学灼伤常发生在生产化学物质的工厂、制药厂、实验室或搬运过程中。化学灼伤和强热力灼伤不同，因此，救护时也必须注意其特殊性。

◎提示

常见化学灼伤主要是强酸、强碱、磷类灼伤。

180. 造成强酸类灼伤的物质有哪些？其主要症状有哪些?

答：强酸类灼伤主要是硫酸、硝酸、盐酸、氢氟酸的烧伤。因酸类是化学工业中的主要产品，又是许多化学工业的原料，应用很广，所以，接触强酸的作业很多，如硫酸应用于精炼石油、人造化肥、金属酸洗、蓄电池行业等；硝酸用于制造颜料、制药、硝化纤维，以及化学工业等；盐酸用于颜料、制药、人造丝、橡胶等工业；氢氟酸用于腐蚀玻璃、石油化工、酸洗酮、黄钢、不锈钢等。

在上述作业中，都可能发生强酸烧伤。其症状是：强酸接触皮肤后，引起组织蛋白凝固，形成厚痂，烧伤的深度与酸的种类、浓度、接触时间长短有关。

（1）硫酸。接触稀酸雾可发生皮炎，接触浓酸则烧伤力较强，如不立即冲洗可使皮肤变成黑色或棕黑色，周围微肿。

（2）硝酸。接触中，皮肤有发痒、刺激现象，局部皮肤为橙黄色，如不立即冲洗可变为黄褐色，局部结痂。若硝酸浓度达 80%时，局部皮肤很快坏死而形成溃疡。

（3）盐酸。气体浸入皮肤时有发痒、潮红、重者出现小丘疹。浓盐酸液溅到皮肤可引起烧伤，形成溃疡，呈白色或黄色。

（4）氢氟酸。其蒸气对眼、皮肤均有刺激作用。氢氟酸滴落在指甲上呈灰色或青色斑点。皮肤接触低浓度的氢氟酸，当时疼痛不明显，但数小时后逐渐加剧，因此，初起易忽视而耽误治疗。氢氟酸浓度在 0.03%时，对皮肤有刺激作用，20%～60%时可引起烧伤，当浓度达 98%时，可立即引起疼痛感。氢氟酸烧伤如不及时处理，会造成难以治疗的组织坏死并能损及骨组织。

181. 强酸灼伤如何做现场处理？

答：浓酸溅到皮肤上，应及时用大量清水冲洗，脱去被污染的衣物，根据不同酸的特殊性适当处理。硫酸、盐酸、硝酸所引起的烧伤应先拭去患处酸液，后用大量清水冲洗 10～30 min，再用 5%的碳酸氢钠液冲洗，中和后再用大量清水冲洗，最后按烧伤处理，三度烧伤可用碘酒或中草药局部处理。

氢氟酸烧伤的危害最大，其烧伤处理步骤如下：首先立即用石灰水、饱和硫酸镁溶液浸泡以促进恢复，防止坏死。若烧伤部位已经形成水泡，应切开后用 30%葡萄糖酸钙、氯化钠溶液浸泡，浸泡后，在烧伤硬痂下注射葡萄糖酸钙以形成氧化钙，起止痛和控制破坏作用，但手指、足趾烧伤时切勿注射过多的葡萄糖酸钙，以防阻滞局部血循环而引起组织坏死。此外，局部烧伤可敷氧化镁与20%甘油混合之糊状膏，如已形成溃疡或水泡，或浸透指甲床，可切开，必要时将指甲剥离或做▽形局部切除，用弱碱溶液浸泡后再敷以氧化镁油膏。

182. 造成强碱灼伤的表现有哪些?

答：用于生产中的强碱类常见有氢氧化钾、氢氧化钠、石灰。氢氧化钾是许多化学工业的原料，因而工人在生产过程中接触的机会很多，例如造纸、肥皂、纺织、人造丝及某些塑料工业等，都要使用到。碱对组织的破坏及渗透性较强，除立即作用外，还能皂化脂肪组织，吸出细胞内的水分，溶解蛋白质并与之结合形成碱性蛋白化合物，使烧伤逐步加深，表现为局部变白、刺痛、周围红肿起水泡，重者可引起糜烂。

183. 强碱灼伤如何做现场处理?

答：当强碱溅到皮肤上时应立即用大量清水冲洗，尽量要冲洗得彻底干净。用水冲洗前禁用中和剂，以免产生中和热加重烧伤。最好用1%～2%醋酸冲洗和湿敷，最后仍需用大量清水冲洗创面。

石灰烧伤时，应先将石灰粉粒清除干净，然后再用清水冲洗，以防石灰在遇水时产生大量热而加重组织烧伤。

184. 磷灼伤如何做现场处理?

答：磷接触皮肤时，局部皮肤表面高热并产生白色烟雾，而且灼伤的面积较深。黄磷在常温中能自燃，氧化成五氧化二磷，遇水生成磷酸。所以黄磷烧伤时既有发热，又有酸的作用，从而造成复合型烧伤。另外，磷又能从皮肤、黏膜吸收造成全身中毒。

因此，现场处理应用大量清水冲洗并尽量去除磷颗粒，对清除不掉的可用 10%硫酸铜溶液湿敷创面，使磷颗粒变成黑色的硫化磷，然后去除，再以 20%硫酸氢钠湿敷，以便中和磷酸。黄磷烧伤时应冲洗、浸泡或用湿布覆盖创面，以隔绝空气，阻止燃烧。

对于上述各种化学烧伤，经现场急救处理后，立即送往医院进行后期的治疗和处理。其治疗原则上与一般性烧伤相似。

185. 闭合性损伤有哪些?

答：闭合性损伤多由于钝器碰撞所致，皮肤表面无破损，常见有以下几种：

（1）挫伤。指由于钝物或重物的冲撞、碰打等造成皮下组织损伤。表现为受伤部位有明显皮肤青紫、疼痛、肿胀，有时皮下可见出血淤斑和压痛，如发生在关节或关节附近，可致活动受限。挫伤也可发生在实质性内脏，如脑挫伤、肝挫伤等。

（2）扭伤。指外力作用于关节使关节过度伸展或屈曲，造成关节附近韧带、肌腱等组织发生断裂，表现为局部疼痛、肿胀和功能障碍，有时可见血肿和明显压痛，关节活动时，疼痛加剧。

（3）挤压伤。人体受重物较长时间的挤压造成皮肤、皮下组织和深部组织（肌肉、骨骼等）损伤。多见于交通、工业事故，坑道、房屋倒塌，砖石块或各种机器的挤压，是较严重的一类损伤，表现为受伤部位组织明显肿胀、肌肉出血甚至组织坏死，局部感觉消失、活动障碍，常可伴有骨折，严重者出现休克或肾功能衰竭等较复杂的临床表现，称挤压综合征。

(4) 爆震伤。爆炸产生的冲击波作用，可引起胸、腹脏器或耳鼓膜出血、破裂、水肿等，但体表无明显改变。

◎**提示**

在生产场所发生的外伤，一般以急性外伤为主，根据外表不同分为闭合性损伤和开放性损伤。

186. 闭合性损伤的急救原则有哪些?

答：(1) 保持病员安定，注意受伤局部固定，尽量减少搬动。

(2) 保护创口，防止扩大或由闭合性伤口转为开放性伤口，尽量减少损伤范围。

(3) 在伤处上方压迫止血，迅速送医院，密切观察有无内出血及休克症状（有无面色苍白、四肢发凉、神志不清等）。

(4) 对挤压伤者，应尽快搬开挤压的物体，争分夺秒减少肢体受挤压时间，防止挤压综合征的发生。

187. 开放性损伤有哪些?

答：开放性损伤多由于锐器造成，少数病例可由钝器造成，伤处皮肤破裂，常伴有细菌污染或异物存留。

(1) 擦伤。是指粗糙物体擦破皮肤，表现为伤口表浅，有擦痕和小出血点，并伴随少量组织液渗出，故创面湿润。

(2) 刺伤。指细长锐物深入皮肤所致，伤口较小，深浅不一，较深的可损伤深部组织或内脏，严重者可发生大出血或休克，而且常因污染或异物带入伤口而发生伤口感染。

(3) 切割伤。是锐利物体（刀具、玻璃片、贴片等）割入皮肤组织所致的损伤。创口边缘较整齐、伴有出血，较深部可损伤血管、神经、肌肉等深部组织。

（4）裂伤。是由钝物打击或机器挤压所致，创口不规则，周围组织坏死、骨折、甚至休克，一般创面可残留异物。

（5）肢（指）体断离伤。是由于高速利器（电器、刃具）、机器的引力作用引起，使肢（指）体完全或大部离断，是严重的开放性损伤，除受伤组织严重破坏和出血外，常可因剧痛和大出血而发生休克。

188. 开放性损伤的现场急救原则有哪些？

答：开放性损伤现场急救总的原则为：因地制宜、就地取材、尽快制止和控制出血，保护和包扎好伤口，尽快送医院。

（1）止血。出血量较少者，可采用加压包扎止血，对大血管破坏的急性出血，可用手指直接按压受伤血管近端，以阻断血流，达到暂时止血的目的。对动脉大出血，应采用止血带止血法，没有止血带时，临时用布带等暂替，在出血处上方捆扎，注意每隔 30～60 min，轻轻放松 5 min，以免肢体组织缺血坏死。未正规止血前，控制饮水量。

（2）保护创面。清水（最好生理盐水或凉白开水）冲洗大的异物、坏死物，力争在 6～8 h 内进行清创术。一般 8 h 后的伤口称感染创口，不再清创，而以引流换药处理。

（3）暴露的脏器用无菌敷料或干净毛巾保护遮盖起来。如肠暴露出腹腔外，在未清洗处理前，暂不送回腹腔，防止腹腔内污染。

（4）刺伤物如在深部组织，暂不拔出，立即送医院处理。

（5）有条件时，先注射破伤风血清以及局部使用抗菌药物等。对有剧痛者，应及时给予止痛或镇静剂。

（6）保护断体。尽快送医院，皮连处尤其小心撕脱，断肢（指）可用多层无菌纱布包扎好，路途远时可把断肢（指）放在干净的塑料或橡皮袋内并扎紧袋口，周围放冰块。严禁将断肢（指）放入任何有菌液体中浸泡，以免损伤断肢（指）的血管和组织细胞，影响再植效果。

（7）手是劳动的主要器官，因此，处理时必须考虑手功能的恢复。手部损伤常流血较多，处理时用无菌纱布加压包扎止血为佳，包扎时各指分开，以免粘连。禁用细绳或橡皮条缚扎在手指根部止血，以免导致手缺血而坏死。处理时注意手的解剖特点，尽量保持手的最大功能。对皮肤、神经、血管、肌腱尽可能地予以修复，减少残疾程度，注意早期进行功能锻炼。

（8）伤员在转运途中，注意观察血压、脉搏、呼吸情况，并注意保暖，保护伤体，尽量减少不必要的搬动。

189. 骨折急救处理的原则有哪些？

答：在骨折现场进行临时处理的原则为临时固定，便于搬运，防止感染及创伤性休克。其措施如下：

（1）怀疑有骨折时，均应按骨折处理，减少不必要的多次搬动，防止闭合性骨折因搬运或固定不当使骨折断端穿破皮肤，从而转为开放性骨折，或使血管、神经进一步受损伤。

（2）检查要迅速，对妨碍检查的衣裤不必硬行脱去，可用剪刀剪开或用手撕开。检查者操作要求准确，动作要轻柔，避免增加病人疼痛。如开放性骨折，断端已穿出皮外，不能强行复位，以免将污染引进伤口深处，可用消毒敷料或清洁布保护伤口，速送医院处理。

（3）妥善的固定，可止痛、防休克、便于搬动。固定材料可就地取材，如用木板固定，用扁担固定，或用伤员肢体固定：上肢骨折用躯体固定，下肢骨折用健肢固定，固定范围要包括骨折上或下的关节在内。固定时要注意松紧适中，相应复位，并注意观察有无合并内脏、颅脑的损伤及大出血。如有休克、大出血等危险症状时，应先抗休克和止血后再处理骨折创伤。

190. 电击如何进行急救处理?

答：(1) 如果万一不慎发生触电，首先不要惊慌，要立即喊人切断电源。

(2) 当电源被切断后，如被电击者出现呼吸、心跳停止，应立即将其平放在地，实行人工呼吸和胸外心脏挤压，待呼吸、心跳恢复后，马上送往医院。

参 考 文 献

1. 陈沅江，吴超，胡毅夫. 职业卫生知识问答. 北京：中国劳动社会保障出版社，2005

2. 李鸿雁. 劳动卫生知识问答. 济南：山东科学技术出版社，1992

3. 王小平，李天琨，姜凤发. 劳动卫生工作指南. 北京：企业管理出版社，1996

4. 王建超. 工业卫生与职业病. 北京：中国经济出版社，1991

5. 梁有信. 劳动卫生与职业病学（第四版）. 北京：人民卫生出版社，2002

6. 陈学敏. 环境卫生学. 北京：人民卫生出版社，2001

7. 李天麟. 高原与健康. 北京：北京科学技术出版社，2001